MON CAHIER

ASTRO YOGA

LE YOGA SELON VOTRE PROFIL ASTRO !

ÉCRIT PAR
Vanina Grisoni

ILLUSTRÉ PAR
Alice Wietzel
Djoïna Amrani

SOLAR

SOMMAIRE

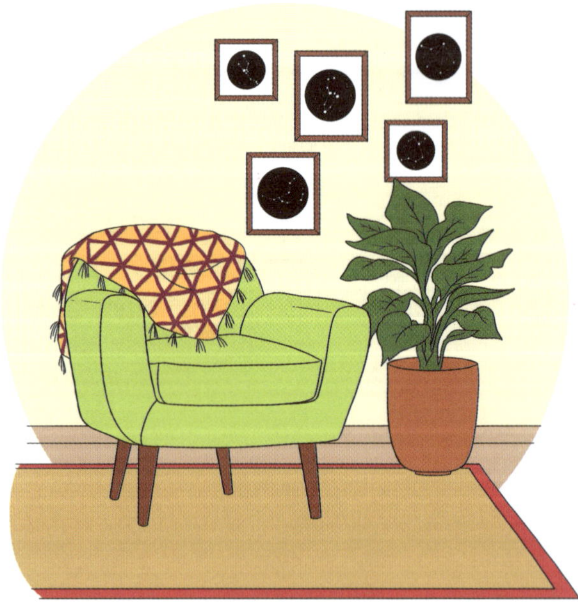

INTRODUCTION

Je parie que comme moi, vous avez découvert l'astrologie petite en feuilletant un magazine féminin d'une des femmes de votre famille. Personnellement, je n'avais pas trouvé cela très convaincant… Puis, au hasard de rencontres, j'ai reçu ma première analyse de thème astral. Ça m'a fascinée ! Comment la position des planètes dans le ciel à ma naissance pouvait-elle autant en révéler sur ma personnalité ? Sur ce que j'aime ou ce qui m'aide à m'épanouir ? Comment le bal des planètes au quotidien pouvait-il expliquer mes humeurs et certains inconforts que je ressentais dans mon corps ?

À l'époque, j'étais déjà professeure de yoga depuis quelques années. En découvrant cet univers, j'ai commencé à regarder mes élèves différemment. J'ai compris qu'ils avaient leurs forces et leurs fragilités du corps et de l'esprit. Qu'il y avait des pratiques qui leur faisaient beaucoup de bien et d'autres qu'ils redoutaient. Et si… Et si je pouvais me servir de l'astrologie pour rendre la pratique du yoga plus utile à mes élèves ? J'ai alors eu l'idée d'offrir des séances pour équilibrer les énergies du moment et de personnaliser la pratique de chaque élève en fonction de la carte de son ciel de naissance.

Aujourd'hui, c'est cette rencontre entre le yoga et l'astrologie que je souhaite vous transmettre, pour la mettre au service de votre vie. Plus besoin de pratiquer le yoga un peu au hasard… L'astrologie peut vous donner les clefs pour définir le type de pratique qui vous fait du bien à chaque instant. Adieu les hauts et les bas émotionnels, votre pratique du yoga vous donnera les outils dont vous avez besoin pour vous sentir toujours épanouie et équilibrée !

Dans ce Cahier, vous allez apprendre à établir votre portrait astro-yoga ! Avec les postures et les petits rituels dont vous avez le plus besoin pour rééquilibrer vos énergies et vos émotions pour vous sentir au top ! Vous trouverez aussi tous les tips pour pratiquer au rythme des saisons de la lune, afin de vous offrir le parfait programme de développement personnel – sur-mesure – toute l'année. Prête pour l'aventure ?

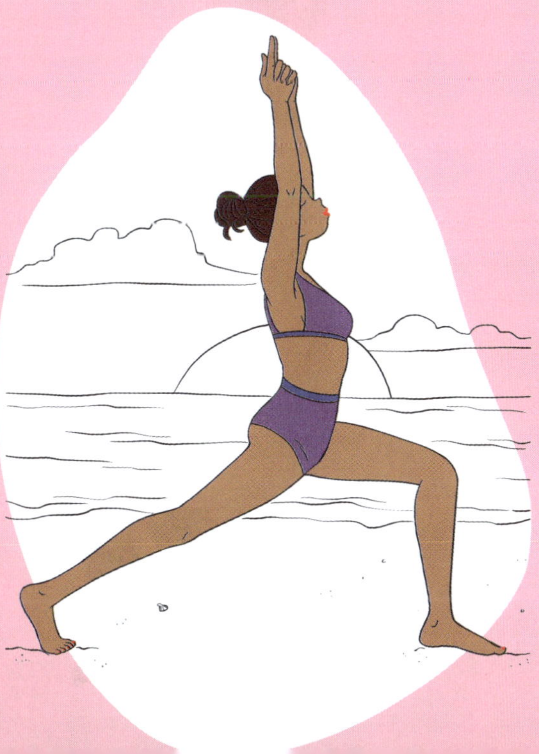

Test

QU'EST-CE QUE L'ASTRO-YOGA PEUT M'APPORTER ?

Le lien entre l'astrologie et le yoga vous intrigue ?
Mais vous vous demandez ce que cela pourra vous apporter concrètement dans votre vie ? Voici un petit test pour vous éclairer !

Le yoga ou la méditation que vous pratiquez aujourd'hui...

- ■ Est celui que vous a conseillé une amie ou un journal spécialisé.
- ● Est celui que vous avez choisi après avoir testé plusieurs styles.
- ▲ Évolue en fonction de vos besoins et de vos envies.

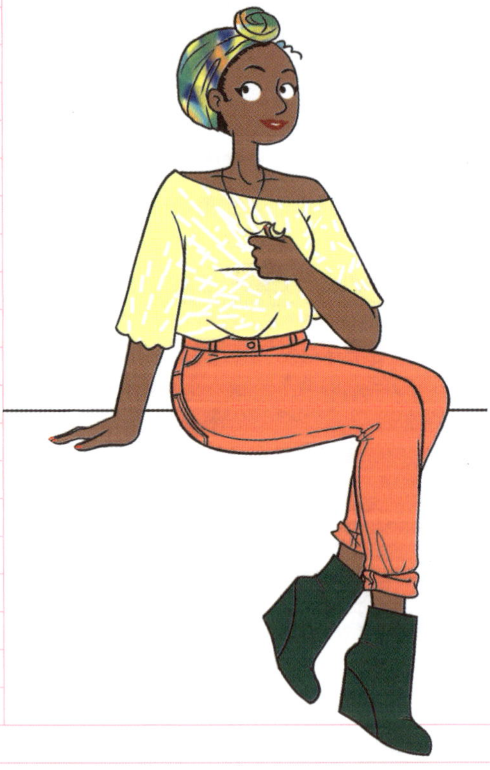

Vos rituels de bien-être sont...

- ■ Inspirés des dernières tendances et populaires pour leurs bienfaits.
- ● À peu de chose près toujours les mêmes : vous savez ce qui marche pour vous.
- ▲ Variables en fonction des moments de l'année ou de vos humeurs.

Vous avez un petit espace à vous à la maison...

- ■ Oui, une petite bougie + un cristal : c'est essentiel pour me connecter à moi-même.
- ● Oui, quelques objets personnels que j'affectionne et qui m'aident à me recentrer.
- ▲ Oui, j'aime y déposer des objets qui symbolisent les saisons (feuilles, galets, plumes, etc.) ou les périodes de la vie que je traverse (photos, objets divers).

Lorsque vous prenez du temps pour vous…

■ Vous aimez tester une nouvelle pratique (éventuellement guidée par une vidéo) ou choisir un soin selon l'inspiration du moment.

● Vous revenez sur des valeurs sûres : les pratiques qui ont déjà fait leurs preuves pour vous.

▲ Vous suivez l'inspiration du moment et votre ressenti : vous savez au fond de vous ce dont vous avez le plus besoin.

Quand vous observez la lune…

■ Vous êtes surprise de la voir toujours changeante (sa lumière, sa place dans le ciel…).

● Vous ressentez ses effets sur vos émotions et même votre sommeil.

▲ Vous vous souvenez que vous aussi êtes cyclique, chaque jour ou chaque semaine vous êtes différente.

Ce qui vous manque le plus au quotidien…

■ Trouver l'équilibre et vous sentir ancrée.

● Maintenir votre équilibre et vous sentir stable.

▲ Retrouver votre équilibre rapidement en toute circonstance.

Faites les comptes !

■	▲	●

Vous avez une majorité de ■ : **l'astro-yoga va vous aider à mieux vous connaître**

Cela fait quelque temps à présent que vous êtes en recherche de plus de bien-être. Ce dont vous avez besoin aujourd'hui est d'aller à l'essentiel pour trouver les outils et les pratiques qui vous correspondent le mieux.

> **Ce que l'astro-yoga va vous apporter :** de la lumière sur ce dont vous avez besoin pour être au top ! Rendez-vous chapitre 2 pour apprendre à mieux vous connaître. Observez les effets de ces pratiques sur vous !

Vous avez une majorité de ● *:* **l'astro-yoga va vous aider à adapter votre pratique à vos besoins**

On peut dire qu'aujourd'hui, vous savez ce qui vous fait du bien ! Peut-être que votre thème astral n'a pas de secret pour vous, ou bien vous avez appris à vous comprendre via d'autres méthodes. En tout cas, vous savez ce qui fonctionne et ce qui ne fonctionne pas pour vous. Hello ma boîte à outils perso adorée !

> **Ce que l'astro-yoga va vous apporter :** de l'inspiration pour être à l'écoute des changements d'énergie qui s'opèrent en vous tout au long du mois et de l'année. Tout comme la lune qui change, vos besoins évoluent, et votre boîte à outils doit pouvoir s'adapter à celle que vous êtes chaque jour. Rendez-vous p. 27 (chapitre 2) pour une pratique qui vous connecte à vos ressentis et au chapitre 3 (p. 60) pour commencer à évoluer au rythme de la lune.

Vous avez une majorité de ▲ *:* **l'astro-yoga va aider à équilibrer vos énergies en toute circonstance**

Après des années d'exploration personnelle, vous êtes à présent bien à l'écoute de vos besoins. L'astrologie ou d'autres méthodes vous ont aidée à bien vous connaître. Vous avez aussi conscience que, tout comme la terre et la lune, vous aussi avez des saisons personnelles.

> **Ce que l'astro-yoga va vous apporter** : un *framework* pour rééquilibrer vos énergies à tout instant ! Rendez-vous au chapitre 3 (p. 60) pour apprendre à faire évoluer votre pratique tout au long de l'année afin de soutenir vos besoins changeants et vous recentrer rapidement de manière à vous sentir toujours au TOP.

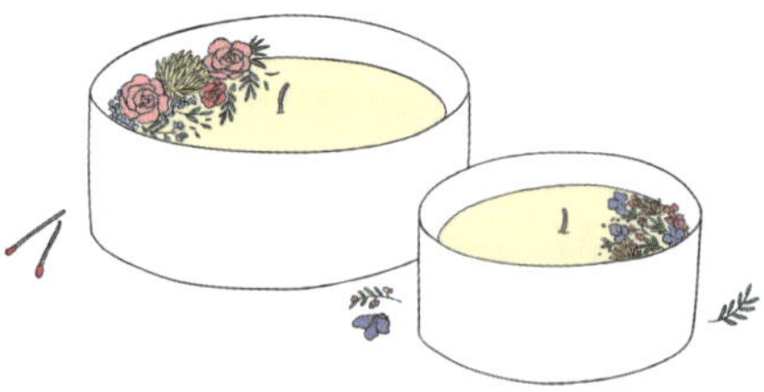

CHAPITRE 1

L'astro-yoga, quésaco ?

Nos ancêtres ont longtemps regardé le ciel pour retrouver leur chemin, mesurer le temps qui passe ou prédire l'avenir. Mais saviez-vous que les civilisations antiques établissaient un lien très fort entre astrologie et médecine ? Et si, vous aussi, vous vous y mettiez ? Suivez le guide pour comprendre comment fonctionne l'astrologie, pourquoi elle a un impact sur nos destins personnels et collectifs et surtout pourquoi c'est le parfait allié de notre pratique de yoga !

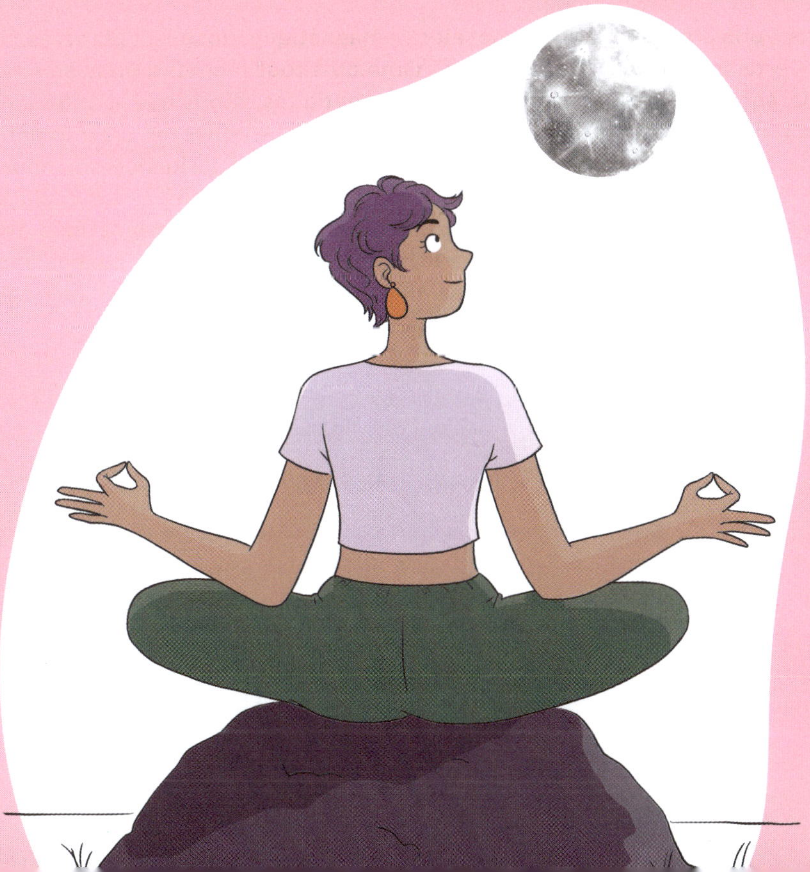

MAIS AU FAIT, C'EST QUOI L'ASTROLOGIE ?

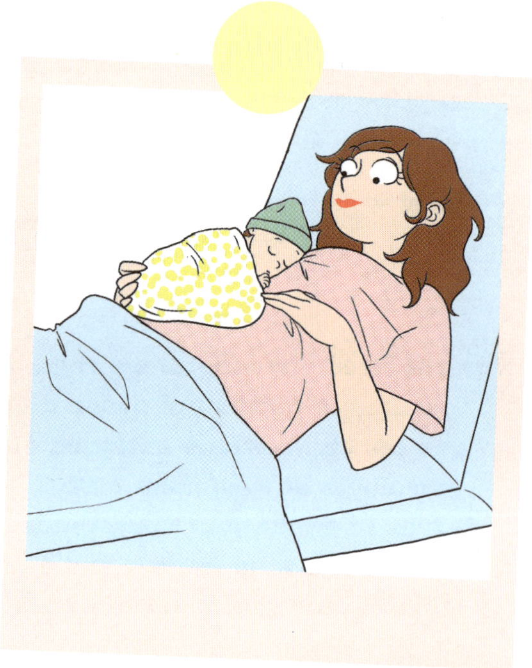

L'influence la plus visible sur Terre est la force de gravitation de la Lune. Il n'y a qu'à regarder les marées qui montent et qui descendent, selon sa position ! Si la Lune a une influence sur les océans, pourquoi ne pourrait-elle pas en avoir sur le corps humain ? Eh oui ! Et puis notre petit corps est composé de 60 à 70 % d'eau... ça fait réfléchir. Spoiler alert : je ne vais pas révéler de preuve scientifique de l'astrologie dans ces pages ! Mais quelques pistes qui ont résonné avec mon esprit cartésien au fil de mes recherches.

Une empreinte énergétique à la naissance...

Tout dans l'univers émet un champ électromagnétique unique : planètes, astéroïdes, étoiles... Certains scientifiques avancent même qu'à tout moment, nous sommes influencés par la somme de ces champs électromagnétiques, alors que d'autres vous diront que cette influence est trop minime pour vraiment nous impacter... Comment des doses infimes de champ électromagnétique peuvent-il avoir une influence sur nous ? Et vous me direz, quel est le rapport avec votre signe astro ? Revenons à nos explications... Au moment de la naissance, un bébé va imprimer le champ électromagnétique des planètes selon leur positionnement. Ça se joue à la minute près ! Et cela va donner à chacun une empreinte énergétique unique... ou quasiment unique : il peut y avoir une naissance au même moment, dans la pièce d'à côté. Mais c'est rare !

NOTRE VIE EST-ELLE AINSI PRÉDÉTERMINÉE À LA NAISSANCE ?

De mon point de vue, cette empreinte énergétique ne détermine en aucun cas notre vie : elle donne à chaque individu une palette de couleurs avec lesquelles il va peindre l'histoire de sa vie. En aquarelle, à l'huile, en petit ou en grand sur des murs... Bref, tout cela pour exprimer de manière unique ces énergies, avec ces mêmes couleurs de départ !

… Ou une question de psychologie : l'astro-psy !

Si l'astrologie ne sert pas à prédire précisément notre avenir, pourquoi s'y intéresser ? Connaître son thème astral nous permet de mieux comprendre ce qui nous anime ! C'est d'ailleurs le psychanalyste suisse Carl Jung, disciple de Freud, qui a largement popularisé l'utilisation de l'astrologie comme outil efficace pour mieux comprendre la psyché humaine. D'après lui, il existe une disposition innée dans chaque être humain qui nous pousse à vivre selon une certaine manière : tempérament timide, impulsif, sociable… L'astrologie et ses concepts offrent un cadre pour mieux se connaître et pour avancer dans son développement personnel. Eh oui, vous l'aurez donc compris, connaître son thème astral permet de mieux se comprendre, réfléchir sur soi et poser des jalons solides pour avancer dans son évolution personnelle. Et en plus, suivre le mouvement des planètes nous donne l'occasion d'anticiper et mieux appréhender notre mood du moment ! Franchement, on ne s'en prive pas !

L'ASTRO INFLUENCE NOS DESTINS INDIVIDUELS ET COLLECTIFS

Justement, comment le mouvement des planètes dans le ciel nous impacte-t-il à tout moment ? Pourquoi il est difficile de trouver le sommeil lors d'une pleine lune ? Pourquoi certains jours, on se sent prête à exploser à la moindre remarque ? Pourquoi vit-on des périodes intenses où les scénarios catastrophes s'enchaînent ? Personnellement, j'aime dire que les mouvements des planètes dans le ciel nous donnent une météo cosmique, une ambiance : il fait beau dehors, tous les feux sont au vert, on peut foncer ou… attention tempête, sortons couvertes ! Cette météo nous affecte de deux façons distinctes.

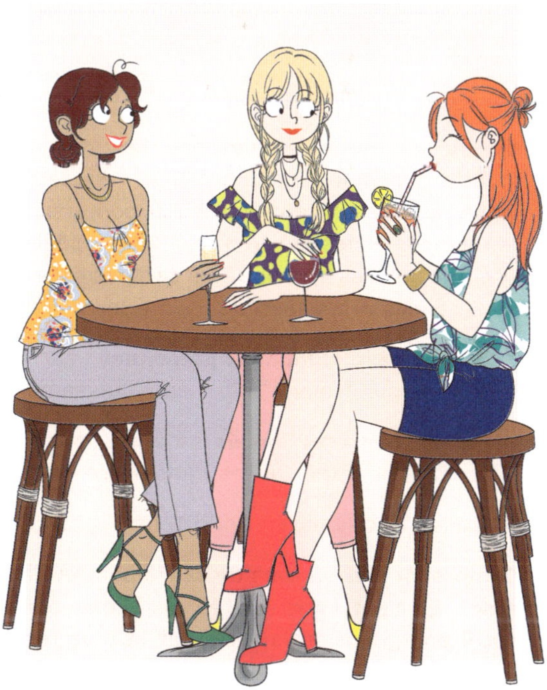

La météo énergétique collective

Avez-vous remarqué comme certains jours, toutes les personnes que vous croisez vous semblent à fleur de peau ? Les conducteurs s'énervent sur la route. Les clients du supermarché s'impatientent en attendant aux caisses. Vous vous demandez : « Mais quelle mouche les a piqués ce matin ? ».

D'autres jours, tout le monde semble fatigué, en manque d'énergie, à traîner des pieds… Et vos copines se plaignent toutes d'avoir mal dormi ! Notre mood collectif est en en fait largement influencé par le positionnement des planètes dans le ciel, en particulier par notre amie la Lune ! Quand vous apprenez à déchiffrer ces influences, vous comprendrez qu'il y a certains jours où il sera plus facile de se poser pour méditer ou de faire vos comptes et tous vos papiers. Et d'autres où vous perdrez beaucoup de temps à procrastiner sur certaines tâches sans jamais avancer… Sauf que quand vous le savez, vous pouvez choisir de ne plus forcer et vous épuiser pour rien ! Alors… si vous choisissiez de vivre votre vie en avançant toujours dans le sens du courant… COSMIQUE ?

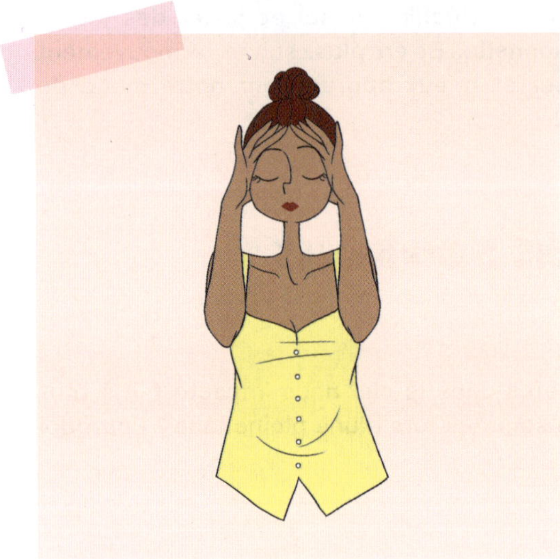

La météo énergétique personnelle

Le positionnement des planètes à tout moment dans le ciel nous influence aussi très personnellement, en fonction de notre thème astral de naissance (voir page 8). C'est comme si les planètes venaient en résonance avec notre empreinte énergétique de naissance. L'astrologie nous apprend qu'il y a un temps pour tout. Nous vivons notre vie au rythme de grands cycles qui nous offrent des moments propices à mettre l'accent sur certains axes de notre vie. Par exemple, des clientes viennent en consultation pour savoir si elles sont à leur juste place professionnellement ou si elles sont alignées avec leur chemin de vie. Un coup d'œil à leur carte de naissance peut me faire dire : « Vous ne trouverez pas de réponses à cette question dans l'immédiat. » Parce qu'elles peuvent être dans une étape de développement de soi propre à mieux comprendre qui elles sont, ou alors elles découvrent les résistances et les schémas qui les empêchent d'avancer, leurs désirs les plus profonds… Une fois qu'elles auront passé cette étape essentielle, les réponses viendront toutes seules. Ces grandes étapes de vie, j'aime les appeler les « saisons » de notre vie :

- **Saison Développement personnel** : elle est propice à se dépasser, guérir ce qui vous freine pour trouver votre épanouissement ;
- **Saison Construction de sa vie** : vous travaillez dur-dur pour mettre en place des fondations importantes dans votre vie ;
- **Saison Abondance** : enfin tout s'ouvre et vous récoltez les fruits de votre labeur.

Comprendre les saisons de sa vie permet de mieux identifier les opportunités qui s'offrent à soi. Et c'est votre météo cosmique personnelle qui va vous permettre de focaliser votre énergie là où la terre est la plus fertile !

6 bienfaits de l'astrologie

Tout comme la Lune influence les marées, le mouvement des planètes peut influencer aussi notre corps physique : tensions, petits bobos, feu digestif en panne, système nerveux agité... etc. Quand on le sait, on peut se préparer et se créer des petites routines bien-être super ciblées ! Résumons un petit peu tout ce que l'on a vu jusqu'à présent...

1 Mieux se connaître

Le thème astral de naissance révèle votre tempérament et vos modes de fonctionnement par défaut. Il met aussi en avant vos forces et vos défis personnels. Et comme on l'a vu plus tôt, il vous informe sur les saisons de votre vie, par exemple : « OK je sais que ça va être dur-dur cette année mais je suis en train de construire de nouvelles fondations pour l'avenir ! »

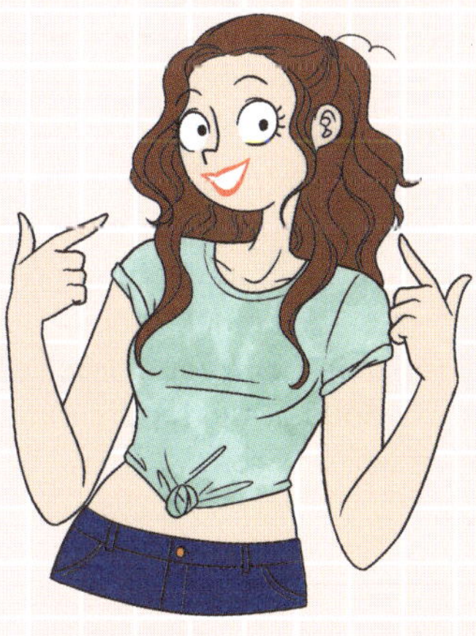

2 Mieux comprendre ses besoins

Grâce à l'astrologie, vous arriverez à identifier et nommer plus facilement vos besoins essentiels et non négociables. Par exemple, j'ai besoin d'intimité dans mes relations, j'ai besoin de sécurité financière pour pouvoir me lancer, j'ai besoin de me sentir libre et autonome. Vous disposerez ainsi des clefs de votre bien-être au quotidien.

3 S'ouvrir aux autres

Mieux se comprendre, cela veut aussi dire être capable de mieux exprimer ses besoins et ses envies à ceux qui vous entourent. Toutes les cartes sont sur la table et vos relations deviennent plus fluides et équilibrées !

4 Prendre confiance en soi

Grâce à votre connaissance de votre carte du ciel, vous êtes maintenant pleinement consciente de votre puissance personnelle ! Vous savez mettre en avant vos atouts en toute situation. Et hop, un bon boost de votre force intérieure !

5 Être plus à l'écoute de son ressenti

Parce que vous savez mieux vous comprendre et vous observer, vous devenez beaucoup plus attentive à votre mood et à ce qui peut l'influencer. La lune est en cancer ? Vous savez à présent que cela vous rend émotive, et vous savez comment réagir pour mieux prendre soin de vous !

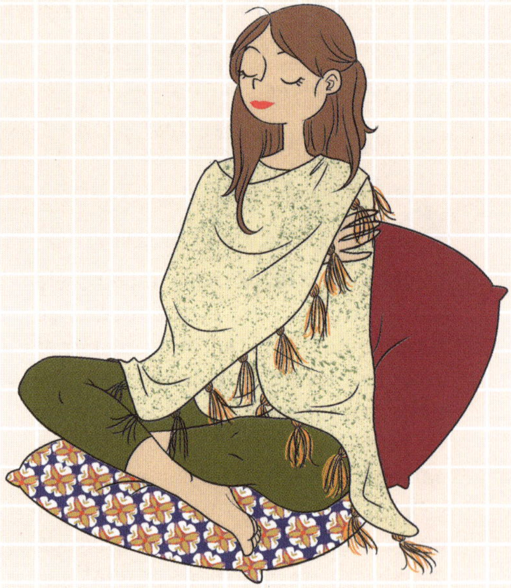

6 Avancer dans la vie

Nous l'avons vu plus tôt, l'astrologie nous apprend qu'il y a des moments propices pour chaque chose : mettre à plat nos relations, créer de nouvelles routines, faire des plans sur la comète, foncer et mettre en place nos projets. Quand on choisit de suivre la guidance des étoiles, notre chemin de développement personnel est tout tracé et on avance en accéléré.

7 Et ce n'est pas tout...

L'astrologie est un super outil bien-être pour chouchouter son corps ! Eh oui ! Notre morphologie, nos fragilités de santé, le type de nourriture, de rituels ou de mouvements qui nous sont bénéfiques pour être toujours à l'équilibre sont inscrits dans notre carte de naissance. Alors suivez le guide pour vous créer des rituels doudous et ultra personnalisés pour votre corps !

HELLO, ASTRO ! DÉCHIFFREZ VOTRE THÈME ASTRAL

Décrit très simplement, le thème astral est la photographie de la carte du ciel au moment de votre naissance : elle est prise à l'endroit et au moment précis où vous êtes née. Ce que vous voyez dans une carte du ciel, c'est vous, petit bébé au centre du cercle. En haut de la ligne horizontale sont positionnées toutes les planètes visibles dans le ciel au moment de votre naissance. Si vous êtes née en plein jour, le symbole du soleil apparaîtra dans le haut de la carte du ciel, et pour celles nées en pleine nuit, le soleil se trouvera dans l'hémisphère sud de la carte. Et au-dessous de la ligne horizontale, ce sont toutes les planètes qui étaient cachées au moment de votre naissance. Prête à décrypter votre carte astrale ?

Qu'est-ce que l'on observe quand on regarde une carte du ciel ?

La première fois que l'on en voit une, cela peut être intimidant car il y a beaucoup de choses à lire et tout un tas de symboles et de couleurs un peu partout... C'est un peu comme essayer de déchiffrer des hiéroglyphes, non ? Pas de panique ! Voici quelques clefs de lecture pour y voir plus clair. Une carte du ciel est composée de 4 éléments :

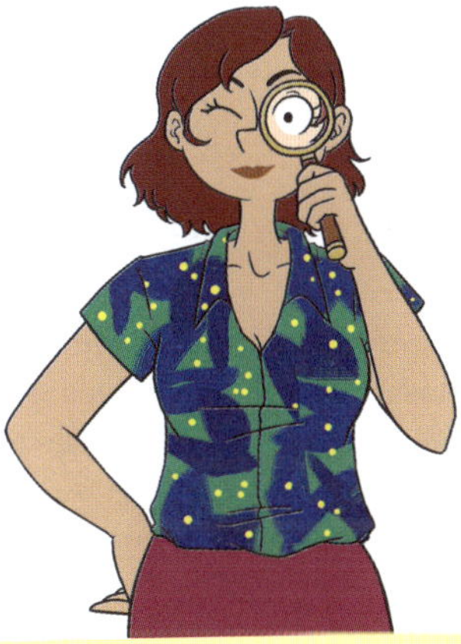

1. Les planètes

Ce que nous observons dans la carte du ciel, c'est avant tout la position des planètes. Elles représentent les facettes de notre personnalité :

Les planètes, c'est un peu les acteurs et les actrices de notre vie !

- Le Soleil est mon potentiel, là où je brille, et ma vitalité.
- La Lune est mon moi intérieur et ainsi la clef de mon bien-être.
- Vénus, c'est ce que j'aime et attire à moi, mais aussi mes valeurs.
- Mercure est ma façon de penser, de communiquer, d'apprendre et d'écouter.
- Mars est ma capacité d'action et d'assertion.
- Etc.

2. Les signes du zodiaque

Nous avons ensuite les 12 signes astrologiques : Bélier, Taureau, Gémeaux, Cancer, Lion, Vierge, Balance, Scorpion, Sagittaire, Capricorne, Verseau et Poissons. Pour reprendre notre métaphore, les signes représentent les rôles que jouent les planètes (les acteurs et actrices de notre vie).

Visualisez Brad Pitt dans *Légendes d'Automne*, puis dans *Fight Club*... Le même acteur, mais pas vraiment la même énergie non ?

Les subtilités des signes

Les 12 signes du zodiaque sont positionnés tout autour de la carte de naissance. Cette répartition des signes, même si elle correspond à une réalité astronomique, n'est pas en lien direct avec le positionnement des constellations zodiacales dans le ciel. Elle dépend en fait des différentes traditions de l'astrologie (astrologie védique ou occidentale). Qu'est-ce que cela veut dire ? Que, même si vous êtes née avec le Soleil en Balance, il est fort probable que le Soleil n'était pas aligné avec la constellation de la Balance au moment de votre naissance. Ah bon ?

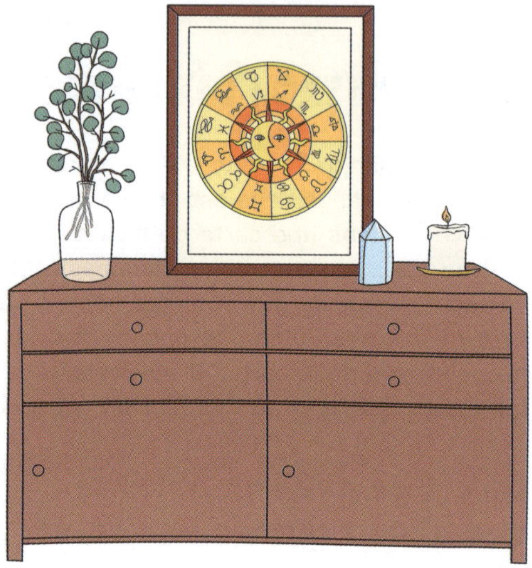

Eh non, le ciel n'est pas divisé en 12 parts égales, une pour chaque signe du zodiaque, comme on en a l'impression en regardant un thème astral. La taille des constellations variant massivement, les anciens ont établi des conventions pour répartir les 12 signes de manière égale autour de la carte du ciel. Sinon, nous serions une majorité de Vierge sur la planète (c'est la plus grande des constellations) ! OK c'était un peu technique ! C'était un aparté pour les curieux comme moi.

Ce qu'il y a surtout à retenir ici, c'est que chacune de vos planètes est positionnée dans un des douze signes du zodiaque.
Par exemple :

- Mon Soleil est en Balance
- Ma Lune est en Verseau
- Mon Mercure est en Taureau...

... et que le signe du zodiaque nous permet de comprendre comment s'exprime cette facette de notre personnalité dans notre vie. Par exemple, ma Lune (mon moi intérieur) est en Verseau. Elle a besoin de se sentir indépendante et d'avoir la liberté de faire les choses à sa manière pour s'épanouir.

3. Les maisons

La troisième composante d'une carte du ciel, ce sont les maisons. Elles représentent la scène dans laquelle le film se joue ou la partie de votre vie dans laquelle va s'exprimer l'énergie de la planète.

Indiana Jones en mission dans la forêt tropicale ou Indiana Jones dans le désert... Pas tout à fait la même ambiance !

La carte du ciel est découpée en 12 quartiers, comme si on découpait un gâteau en différentes parts. Les maisons représentent des aspects de notre vie :

- Des lieux physiques tangibles, comme notre lieu de travail, notre maison...
- Des espaces de notre psyché : notre capacité d'apprentissage, notre créativité, notre spiritualité.

Par exemple, un Soleil en Capricorne dans la quatrième maison va s'exprimer de manière très différente d'un Capricorne dans la dixième maison. En schématisant, dans la quatrième maison le soleil brillera pour créer de l'ordre et de la structure dans le foyer, peut-être au sein d'une famille nombreuse. Dans la dixième, ce sera certainement une personne ambitieuse, reconnue, qui aimera occuper des postes à responsabilités.

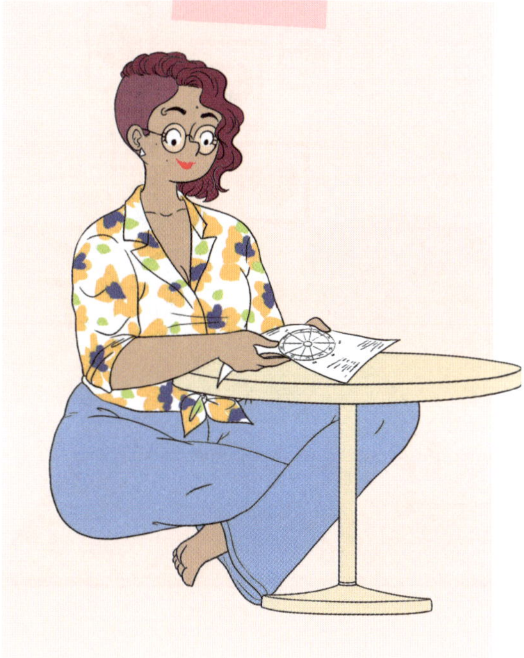

ET L'ASCENDANT DANS TOUT CELA ?

Eh non, ce n'est pas une planète ! Votre ascendant, c'est le signe astrologique qui était positionné là où s'est levé le soleil à l'horizon au moment de votre naissance, à la frontière entre la 12e et la 1re maison. L'ascendant change fréquemment de signe, toutes les heures environ, c'est pourquoi il est un marqueur fort de la personnalité de chacune. Il représente le visage que nous portons dans le monde. Les caractéristiques de notre ascendant sont en général les premiers traits de personnalité que les personnes remarquent lorsqu'elles nous rencontrent.

4. Les aspects

En observant une carte du ciel, une dernière chose peut vous sauter aux yeux... ce sont toutes ces lignes que l'on peut voir au centre. Ce sont des aspects et ils représentent les relations entre tous les acteurs et actrices de votre vie.
Comment ces facettes de vous-même s'entendent-elles entre elles ? Sont-elles des amies proches ou s'opposent-elles sur tous les sujets ? Savent-elles collaborer ou sont-elles perpétuellement en situation de conflit ? Par exemple, si mon Mars et ma Vénus s'entendent bien, s'ils sont l'un à côté de l'autre par exemple, il me sera facile de me mettre en action pour ce qui me tient vraiment à cœur. Au fil de votre vie, vous apprenez à

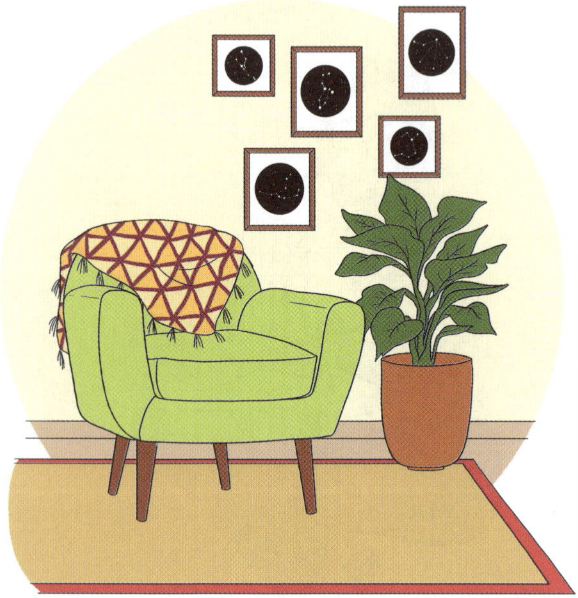

travailler avec tous vos points de tensions. Vous trouvez des solutions ou des voies de contournement. Et souvent ces difficultés initiales deviennent vos plus grandes forces, car vous avez su développer de formidables ressources pour les dépasser.

Cela vous semble compliqué ? Vous pouvez faire appel à l'éclairage d'une astrologue pour vous aider à donner du sens à votre carte du ciel. Et si vous avez soif d'apprendre, surtout, ne vous découragez pas. Apprendre l'astrologie cela prend du temps. C'est tellement vaste et riche, qu'il y a matière à explorer toute sa vie.

ASTROLOGIE × YOGA : LA COLLAB AU TOP !

Ça y est ! Vous voici équipée avec quelques clefs de lecture pour comprendre la dynamique d'une carte du ciel. Il est temps de tisser ce lien entre le mouvement des planètes dans le ciel et la pratique du yoga. D'ailleurs, quand vous pensez au yoga, vous pensez certainement aux postures physiques ? En réalité, elles ne représentent qu'une petite partie de ce que le yoga a à offrir. Dans ce Cahier, nous explorerons d'ailleurs plein d'autres pratiques : respiration, chant, geste des mains, méditation...

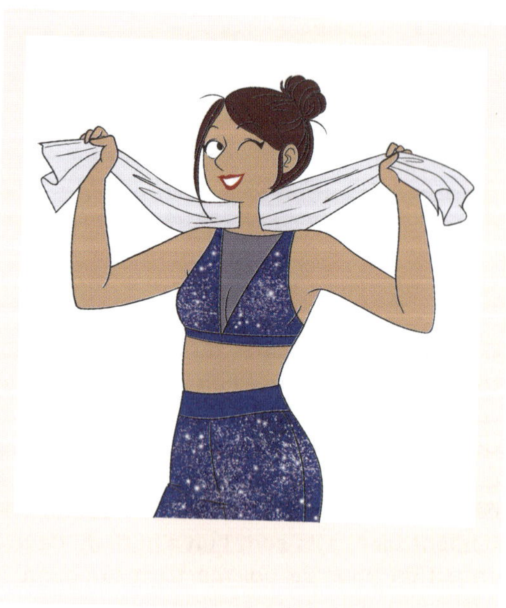

Mais d'abord, qu'est-ce que le yoga ?

Pour moi, une des façons de traduire le mot yoga est « UNION ». Dans son essence, la pratique du yoga a en effet pour objectif d'intégrer notre corps, notre mental et notre esprit. C'est une pratique puissante pour nous connecter, nous réaligner à toutes les facettes de nous-mêmes, pour plus d'harmonie mais aussi pour nous aider à vivre à notre plein potentiel de superwoman ! Le yoga est donc une collection de pratiques, adaptée à tous les corps et tous les âges, pour prendre soin de sa santé physique et mentale. Quand il est pratiqué sur la durée, le yoga est un merveilleux outil pour évoluer sur son chemin de développement personnel.

Comment conjuguer le yoga et l'astrologie ?

L'astro-yoga nous aide simplement à pratiquer de manière plus intentionnelle et de choisir exactement le type de pratique dont on a besoin à tout moment, pour se sentir au TOP (presque) tout le temps !

Grâce à des postures pour intégrer les énergies du moment

Agitée, stressée ? Certaines postures vont pouvoir vous aider à cultiver plus d'ancrage et retrouver calme et apaisement. Débordée par les émotions ? Les ouvertures du cœur aideront à faire circuler ce qui vous anime pour cultiver une plus grande paix intérieure.

> L'astrologie vous permettra de mieux comprendre votre tempérament et vos tendances pour vous orienter vers le type de postures qui sera le plus bénéfique pour vous.

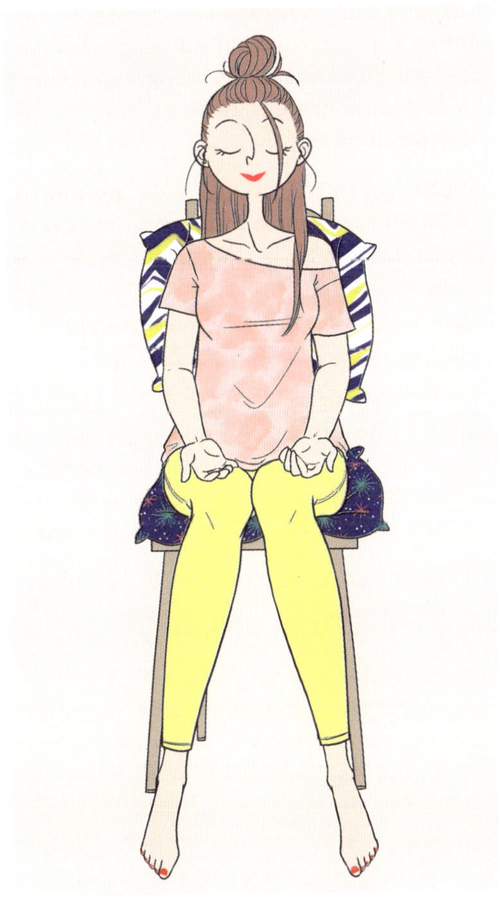

Grâce à la méditation pour développer son intuition et saisir les opportunités de chaque saison de notre vie

La méditation peut prendre de nombreuses formes, pas seulement assise à observer sa respiration. Elle est l'occasion d'appuyer sur pause dans l'agitation de votre vie de superwoman.

Elle vous permettra entre autres de prendre du recul et de mieux comprendre ce qui est en jeu. Elle vous connectera à votre intuition et votre sagesse intérieure pour que vous ne doutiez plus jamais des prochaines étapes dans votre chemin de développement personnel.

> L'astrologie vous permet de mieux appréhender dans quelle saison de votre vie vous naviguez. Elle vous éclaire sur les défis et les opportunités qui s'offrent à vous.

Grâce à la respiration, le pranayama, qui aide à se sentir toujours centrée, même quand vous êtes chahutée par les énergies du moment

La respiration est le pont le plus immédiat vers votre corps énergétique, votre force vitale. Quand les énergies cosmiques ou les événements de la vie vous chahutent, il suffit de quelques exercices de respiration (pranayama) pour complètement transformer votre mood ! En effet, le pranayama a ce pouvoir de réguler votre système nerveux, vos humeurs, votre métabolisme, vos hormones... Bref, à avoir absolument dans sa boîte à outils de femme moderne.

> L'astrologie vous guidera vers le type de respiration qui sera le plus bénéfique pour vous : dynamisante ou au contraire calmante.

Grâce aux mudras, gestes de main, pour rester présentes et développer notre force intérieure

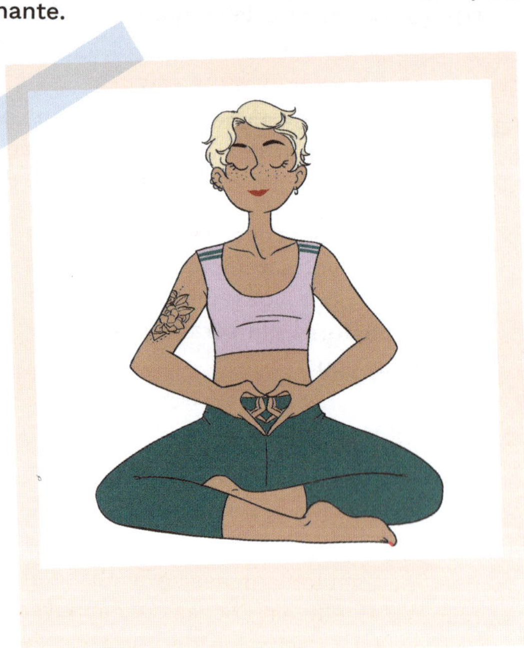

Vous pourrez cultiver votre force intérieure et devenir plus centrée et résiliente, car les mudras vous permettent d'être pleinement présente aux sensations dans votre corps et à la qualité des émotions et des pensées qui vous habitent.

> Votre profil astro-yoga vous permettra d'intégrer quelques mudras parfaits pour vous dans votre boîte à outils bien-être.

Grâce aux mantras, pour un mental apaisé au service de vos objectifs

C'est le meilleur outil que je connaisse pour apaiser le flow incessant de ses pensées et cultiver plus de calme en soi. Les mantras, ce sont des mots qu'on peut chanter, murmurer ou simplement répéter dans sa tête. Une des traductions du mot mantra est « l'instrument pour le mental ».

> L'astrologie vous donnera les clefs pour vous aider à aborder le prochain tournant de votre vie.

Il ne s'agit pas de faire taire ou de contrôler son mental ! Non, l'astro-yoga est essentiel pour construire vos projets de vie et plus globalement pour évoluer dans le monde.
Il s'agit plutôt de mettre votre mental au service de vos objectifs dans la saison de vie dans laquelle vous vous trouvez.

Les 7 raisons de pratiquer l'astro-yoga

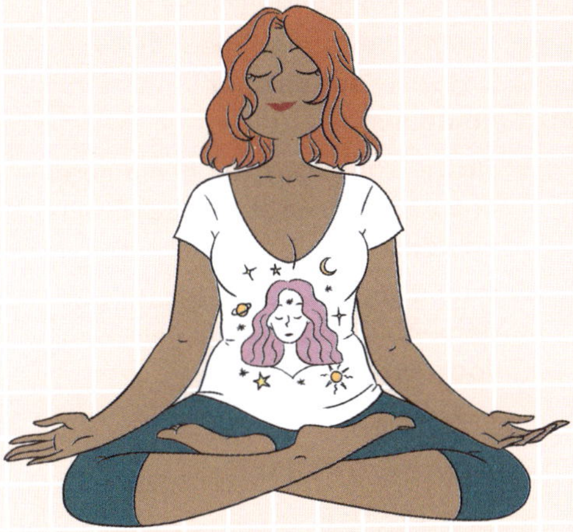

1 Pour me rebooster !

Pratiquez l'astro-yoga pour soutenir votre corps :

- Quand vous sentez un manque de vitalité : votre énergie est à plat, vous avez l'impression de traîner les pieds toute la journée
- Quand vous avez un surplus d'énergie à dépenser : vous êtes pleine de peps et vous avez besoin de vous canaliser pour mettre tout cet extra boost au service de vos projets
- Quand il y a de nombreuses tensions à évacuer : votre corps a absorbé le stress de ces derniers jours, ou vous n'avez pas su digérer les intenses émotions qui ont émergé, votre pratique peut vous aider à vous libérer

2 Pour me déstresser

Pratiquez l'astro-yoga pour apaiser votre esprit :

- Quand vous vivez une période de stress et d'agitation
- Quand vous vous sentez dépassée par toutes vos responsabilités
- Quand vous faites face à l'imprévu et quand vous perdez votre équilibre

3 Pour pimper ma force mentale

Pratiquez l'astro-yoga pour renforcer votre mindset :

- Quand vous avez besoin de rester centrée et concentrée sur vos objectifs
- Quand vous commencez à douter de vous
- Quand vous avez perdu le contact avec votre force intérieure

4 Pour m'ancrer

Pratiquez l'astro-yoga pour vous sentir toujours centrée :

- Quand vous vous sentez dépassée et perdez de vue votre essentiel
- Quand vous vous sentez bousculée par les événements de votre vie
- Quand vous avez trop tendance à flirter avec le burn out

5 Pour éveiller son Maître Yoda intérieur

Pratiquez l'astro-yoga pour éveiller votre intuition :

- Quand vous vous sentez dans le brouillard en pensant à l'avenir
- Quand vous avez des choix importants à faire
- Quand vous voulez vous sentir sûre de vous

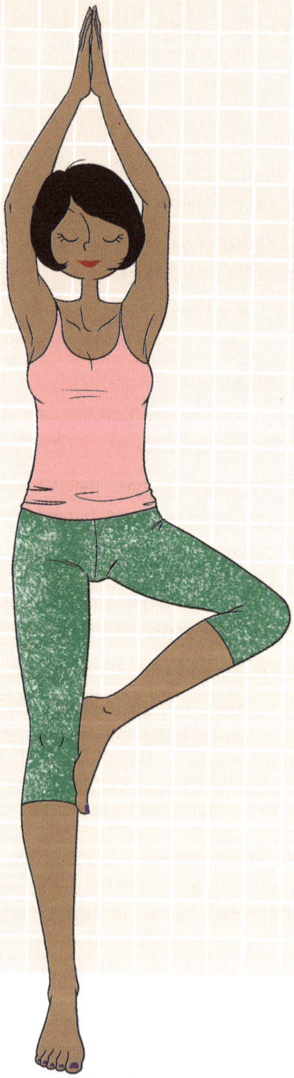

6 Pour accueillir ses émotions

Pratiquez l'astro-yoga pour faire la paix avec vos ressentis :

- Quand vous avez peur de vous laisser submerger par vos émotions
- Quand vous n'arrivez pas à gérer une situation et ce qu'elle réveille en vous
- Quand vous voulez ressentir pleinement l'amour et la joie dans votre cœur

7 Pour avancer dans ma vie

Pratiquez l'astro-yoga pour accompagner votre développement personnel :

- Quand vous êtes prête à dépasser ce qui vous freine
- Quand vous avez envie d'oser briller de toute votre lumière
- Quand vous sentez que c'est le moment de déployer tout votre potentiel

JE ME PRÉPARE À PRATIQUER

Alors, impatiente de commencer ? Pas si vite, prenons quelques instants pour nous préparer !

Je m'équipe !

Pour profiter pleinement des programmes proposés, il vous faudra :

- Un tapis de yoga, suffisamment épais pour être confortable pour vos articulations et antidérapant pour ne pas glisser dans les postures
- Des coussins et couvertures pour être bien confortable dans les postures réparatrices
- Un endroit où vous asseoir confortablement
- Un coussin de méditation ou un bloc si vous choisissez de vous asseoir au sol
- Une chaise confortable : vos pieds doivent pouvoir se poser à plat sur le sol
- De quoi couvrir les yeux (la manche d'un pull peut suffire)
- Un journal dans lequel écrire vos réflexions et ressentis

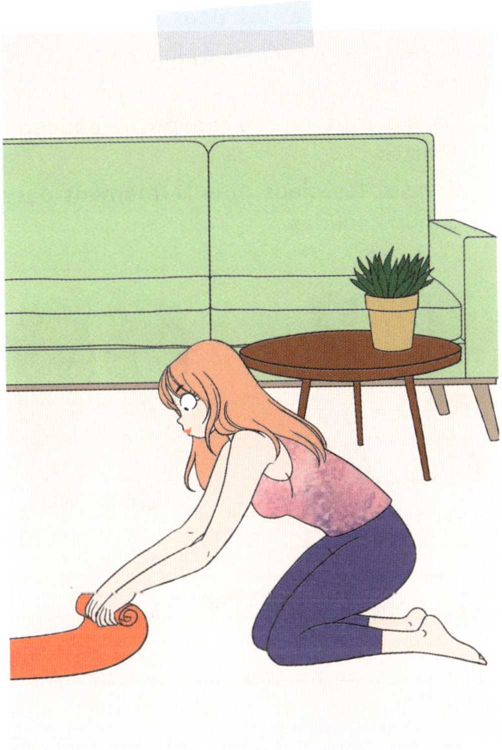

Optionnel :

- Des blocs pour être plus confortable dans certaines postures

Je respecte les fondamentaux

Une bonne façon de pratiquer le yoga de manière confortable et en toute sécurité est de se connecter aux 4 éléments durant la pratique : la terre pour l'ancrage et la stabilité, l'air pour une respiration libre et sans tension, l'eau pour l'écoute et la fluidité et le feu pour le respect de sa force vitale du moment.

Je me connecte à la terre : je cultive ancrage et stabilité

Tout au long de votre pratique, que cela soit dans vos postures ou assise confortablement, votre attention doit toujours être portée sur vos fondations, c'est-à-dire toutes les parties de votre corps en contact avec le sol ou votre support.

POSITIONNER SES PIEDS

Pensez à vos pieds comme les fondations de votre maison.

1. Pour les activer : les pieds à plat sur le sol, soulevez tous vos orteils et écartez-les le plus possible.
2. Ancrez à présent les piliers de votre maison : la base de vos gros orteils, la base des petits orteils et les deux extrémités de vos talons à l'arrière.
3. Essayez de sentir ces piliers presser le sol de manière égale.
4. Creusez les voûtes plantaires et soulevez-les en direction des genoux et du bassin.
5. Gardez tout cela et redéposez délicatement vos orteils sur le sol en les laissant bien écartés.
6. Pressez les pieds plus fermement dans le sol et sentez vos jambes fortes, vos fondations solides.

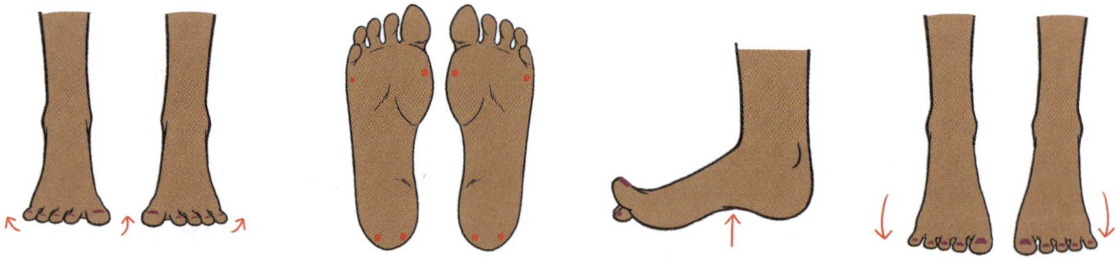

POSITIONNER SES MAINS

Dans notre vie au quotidien, nous n'avons pas l'habitude de soutenir du poids avec nos mains. Ce qui est essentiel dans cette situation est de bien répartir le poids sur toute la main pour ne pas trop solliciter son poignet. On peut commencer à prendre conscience de ces alignements en position de 4 pattes, les mains sous les épaules : écartez les doigts sans forcer l'écartement.

1. Pressez le bout des doigts sur le sol jusqu'à ce que vos ongles blanchissent légèrement.
2. Pressez fermement la base de vos index sur le sol.
3. Poussez le sol avec vos mains comme si vous cherchiez à l'éloigner de vous.

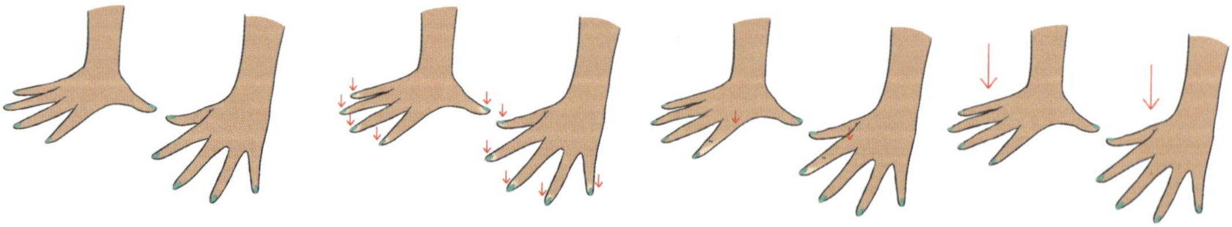

Je me connecte à l'air : je laisse la respiration me guider

La respiration est 100 % essentielle dans la pratique du yoga. Le premier commandement est de ne jamais sacrifier sa respiration ! Elle est notre guide, notre compas sur notre tapis et dans la vie. Si vous vous surprenez à retenir votre souffle dans l'effort, prenez cela comme un signe que vous êtes allée trop loin.

EN PRATIQUE

Laissez tous les mouvements être guidés par la respiration dans les demi-salutations au soleil. Laissez la respiration guider le mouvement :

1. Prenez la position de la montagne, pieds écartés de la largeur du bassin, bras le long du corps. Prenez quelques respirations naturelles.
2. Commencez l'inspiration puis levez les bras vers le ciel, en vous grandissant.
3. Commencez à expirer, fléchissez légèrement les genoux et plongez vers le sol dos droit en ouvrant les bras sur les côtés. Relâchez complètement les bras et la tête, poids dans les orteils, bout des doigts appuyés sur le sol ou sur des blocs. Pince debout.
4. Commencez à inspirer, placez les mains sous les genoux et prenez appui sur les tibias pour allonger la colonne, étirez le sommet du crâne vers l'avant. Posture dos plat.
5. Commencez à expirer, et repliez à nouveau le buste sur les jambes. Pince debout.
6. Commencez à inspirer, fléchissez les genoux et pressez l'arrière de la tête vers le ciel pour vous redresser dos droit. Les mains s'étirent vers le ciel à la fin de l'inspiration.
7. Commencez à expirer, les bras se relâchent le long du corps. Posture de la montagne.

Répétez cette séquence 3 à 5 fois, en vous laissant guider par votre respiration.

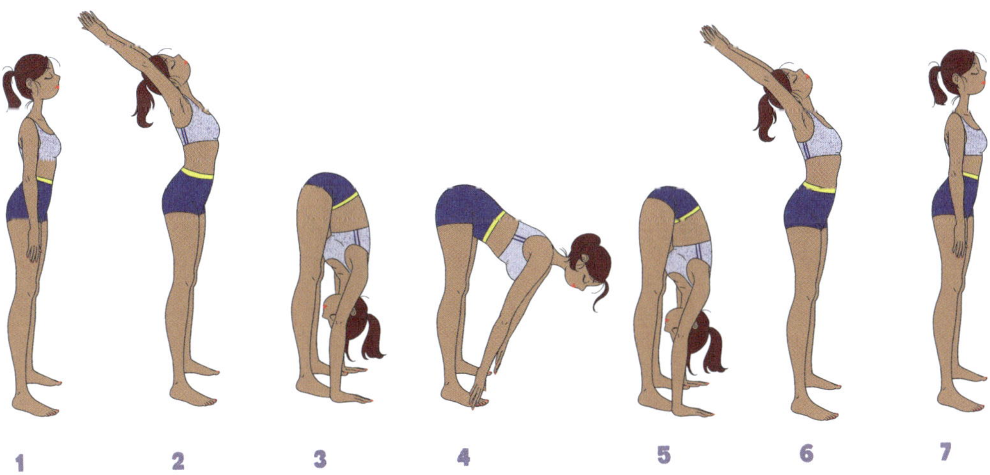

Je me connecte à l'eau : je suis toujours à l'écoute de mon intuition

Le second commandement de la pratique est que vous êtes l'experte de votre corps, vous êtes la maîtresse de votre yoga. Qu'est cela veut dire ? Que vous êtes la seule personne à savoir ce qui est bon pour vous. Oui, personne ne vous connaît mieux que VOUS ! Je vous invite donc, dans toutes vos explorations, à toujours restée connectée à vos ressentis, à vous laisser guider par vos sensations, votre intuition. Ce sont vos premières enseignantes.

Je vous donne la permission d'ignorer mes suggestions pour adapter mes propositions à ce qui est approprié pour vous. Laissez-vous guider par ce qui est agréable. Explorez, testez : hummm ça oui, ça non !

EN PRATIQUE

1. Positionnez-vous à quatre pattes : les poignets en dessous des épaules, les genoux en dessous des hanches.
2. Fermez les yeux si c'est confortable pour vous connecter plus facilement à vos ressentis.
3. Commencez à explorer en allant vers l'avant, puis vers l'arrière, en dessinant des cercles avec les hanches au-dessus des genoux.
4. Progressivement, autorisez votre corps à bouger librement, sans vous attacher aux formes qu'il dessine. Soyez linéaire ou ondulez. Laissez-le imprimer le rythme qui lui convient : lent, rapide, en prenant des pauses dans des postures particulièrement *yummy*.
5. Laissez le corps vous guider, faites-lui confiance ! Il saura exactement se libérer des tensions qui l'habitent.

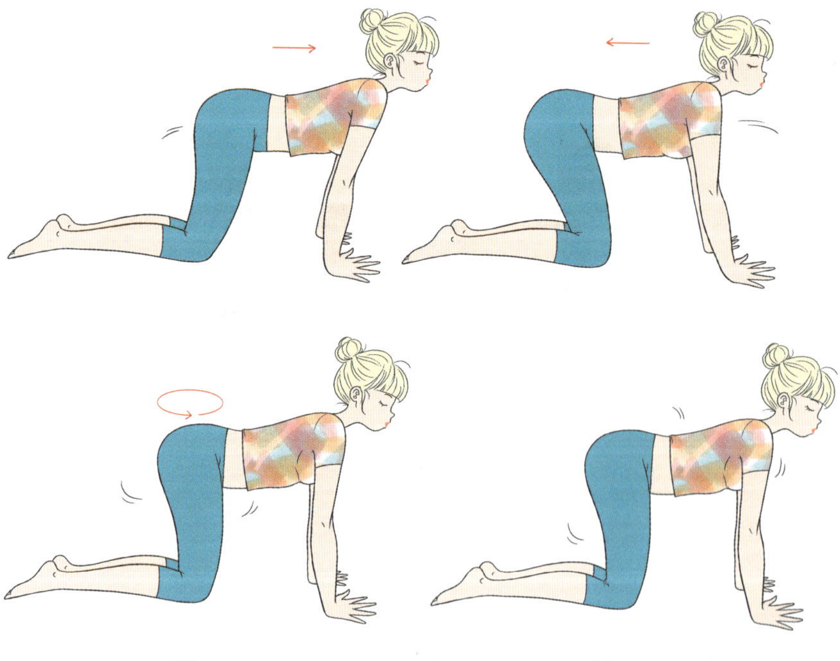

Je me connecte au feu : je respecte ma force vitale

En toute circonstance, je vous invite à respecter votre énergie du moment. Fatiguée, ne forcez pas et choisissez une pratique ressourçante ! Pas envie de bouger ? Choisissez une pratique sans posture, comme l'Enfant, page 38.

Si vous avez un cycle féminin naturel, il sera votre guide tout au long du mois. Si vous n'avez pas ou plus de cycle féminin naturel (ménopause, contraception hormonale), suivez le cycle de la lune.

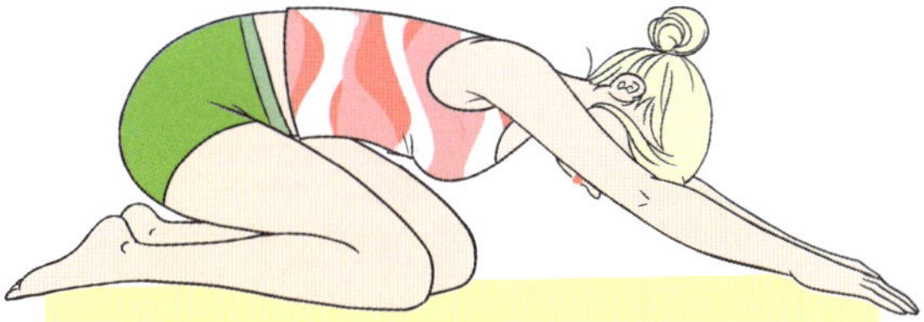

La clef ? Respecter sa boussole intérieure !

Action	Votre cycle
Privilégiez la lenteur et la méditation	Pendant votre phase menstruelle ou autour de la nouvelle lune
Reprenez progressivement sans vous presser, en étant de plus en plus dynamique	Pendant votre phase préovulatoire ou en lune croissante
Profitez de votre surcroît d'énergie en privilégiant des pratiques plus physiques	Pendant votre phase ovulatoire ou autour de la pleine lune
Restez connectée à vos besoins sans jamais forcer, avec des pratiques intuitives	Pendant votre phase prémenstruelle ou en lune décroissante

Nous les femmes nous sommes des êtres cycliques : si l'énergie physique d'un homme est la même jour après jour (elle se recharge la nuit), la force vitale de la femme évolue tout au long du mois (et se recharge aux menstruations ou à la nouvelle lune). Pour préserver son énergie, il est essentiel de respecter son rythme personnel.

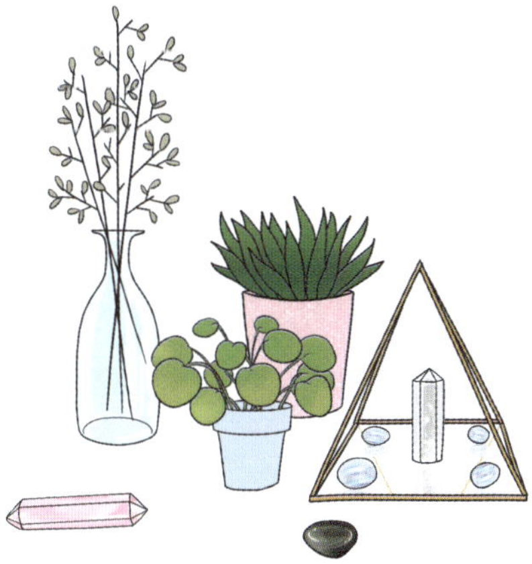

Je prépare mon thème astral

Il existe aujourd'hui beaucoup de ressources gratuites pour créer son thème astral sur le net. Il vous faudra pour cela une connexion internet, votre date, votre lieu et votre heure de naissance.

Si vous ne connaissez pas votre heure précise de naissance, vous pouvez noter une heure approximative, ou midi si vous n'avez aucune indication. Mais alors votre ascendant ne sera pas juste et vous ne pourrez pas non plus vous fier au positionnement des maisons. Il se peut également que cela influe sur le signe de votre Lune. Dans ce cas, je vous conseille de prendre contact avec un astrologue pour faire une correction de l'heure de naissance : le professionnel pourra l'estimer en recoupant les grands événements de votre vie avec les transits.

Pour générer votre carte du ciel gratuite, vous pouvez vous rendre sur un de ces sites : www.astro.com ou www.astrotheme.fr et vous laisser guider.

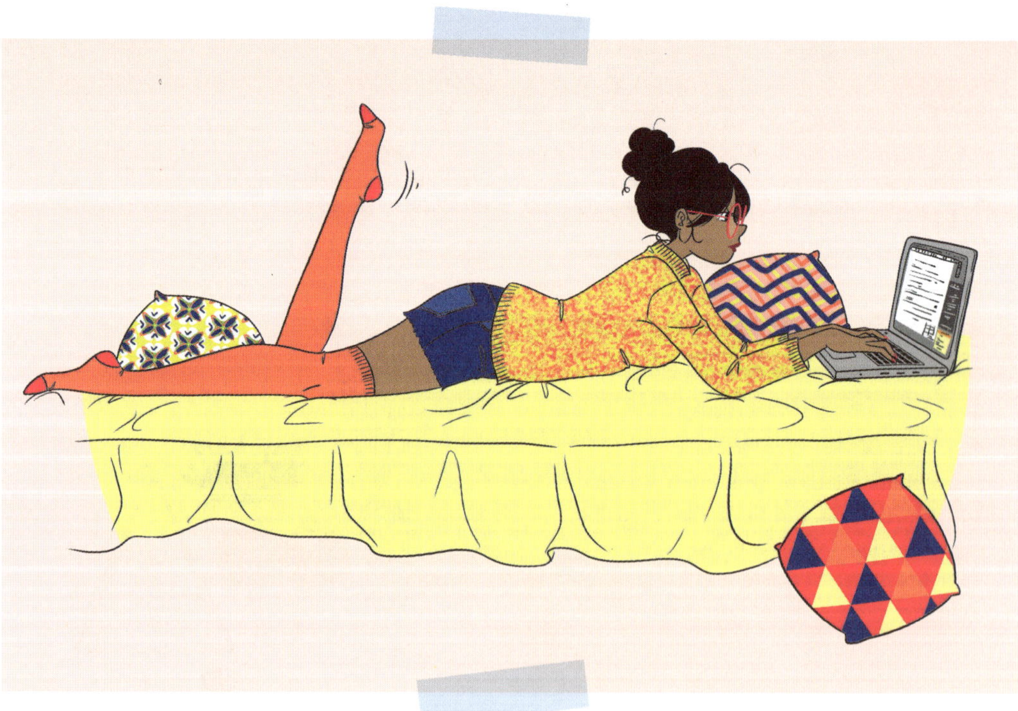

CHAPITRE 2

Mon astro-yoga sérénité

Tout autour de nous, dans la nature, nous pouvons observer la danse des 4 éléments : Terre, Eau, Feu ou Air. Les éléments sont à la base de la médecine ayurvédique, chinoise... et vous l'aurez deviné, les éléments sont également très présents en astrologie. En effet, chaque signe astrologique est relié à un des 4 éléments, que vous pourrez découvrir sur votre carte du ciel. Je parie que vous êtes maintenant curieuse de connaître les énergies qui la composent !

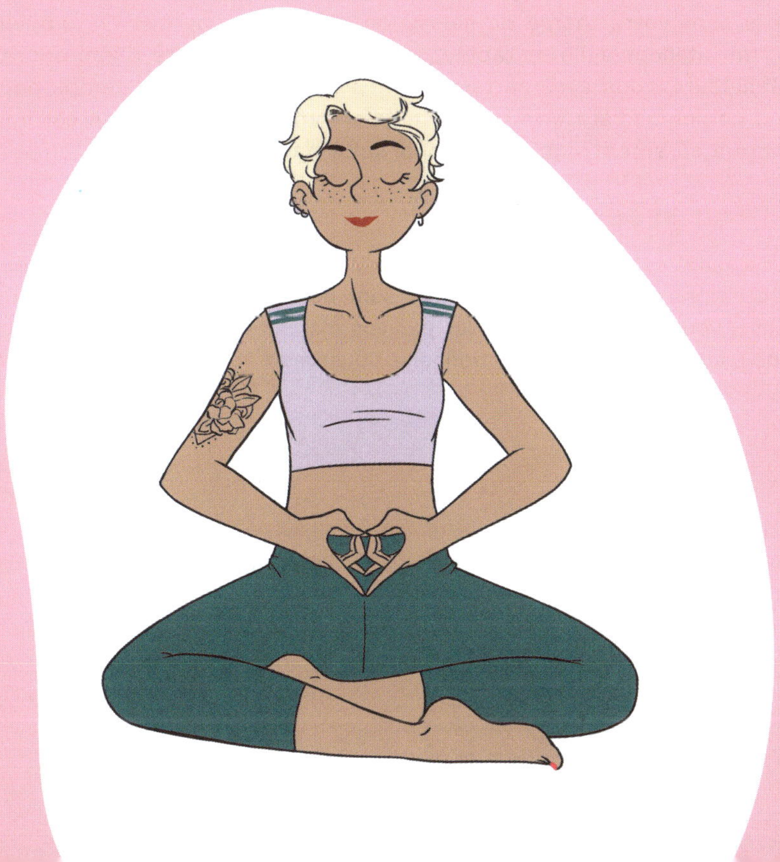

OBJECTIF : M'ÉQUILIBRER !

Nous sommes toutes composées d'un ou deux éléments prédominants qui définissent notre tempérament. Les comprendre vous permettra de mieux connaître votre mode de fonctionnement et vos préférences. Prête à partir à votre rencontre ?

Quand la Terre prédomine

Beaucoup de Terre dans votre thème natal ? Vous êtes naturellement ancrée dans le monde matériel : l'esprit pratique, stable et organisée. Vous êtes aussi connectée à votre corps et vous vous laissez aisément guider par vos sens. Ces qualités vous permettent de manifester vos idées et de devenir une habile et méthodique bâtisseuse de vos projets.

Quand le Feu prédomine

Le Feu brûle intensément dans votre thème astral ? Vous êtes une femme animée par ses passions ! Pleine d'énergie et de vitalité, vous êtes de nature plutôt fonceuse. Chaleureuse, voire solaire, vous marquez les esprits et ne passez pas inaperçue (même quand vous essayez de vous faire petite... !).

Quand l'Air prédomine

L'Air souffle dans votre thème de naissance ? Vous êtes ce que l'on appelle un « profil Pensée » : un intellect agile et rapide, associé à une curiosité d'apprendre et de comprendre. D'ailleurs, vous avez certainement plus d'idées que de temps pour les mettre en œuvre... Le lien social : être entourée et communiquer vos idées est important pour vous. L'autre a sûrement une place importante dans votre vie !

Quand l'Eau prédomine

Votre thème natal est immergé par les eaux ? Vos émotions sont très présentes et vous guident. De nature sensible, vos ressentis sont décuplés, jusqu'à parfois vous submerger. Très intuitive, vous vous laissez guider par vos instincts et ce que votre cœur vous dicte. Dotée d'une grande intelligence émotionnelle, vous savez établir des connexions cœur à cœur.

TOUT EST DANS L'ÉQUILIBRE...

Vous vous êtes reconnue dans plusieurs de ces descriptions ? Souvenez-vous que nous sommes un mélange de ces 4 éléments ! Leur dosage dans votre carte de naissance vous indique les traits de votre personnalité. Terre, Feu, Air et Eau ont tous de grandes qualités, mais en excès ils peuvent poser problème. Trop d'Air et pas assez d'Eau ? Vous vivez déconnectée de vos émotions. Trop de Terre ? Vous pouvez vous laisser enfermer dans vos habitudes et avoir du mal à engager des changements dans votre vie. Good news : l'astro-yoga va vous aider à rééquilibrer vos énergies et éviter les excès ! Grâce à une pratique adaptée, vous allez pouvoir vivre en harmonie avec vos éléments et profiter pleinement de leurs qualités.

QUEL EST MON TEMPÉRAMENT ?

Nous l'avons vu juste avant, chaque signe astrologique est relié à un des 4 éléments, qui leur donnent de nombreuses caractéristiques communes. Souvenez-vous aussi que chacune de nos planètes est dans un signe astrologique et donc dans un élément : par exemple quand notre Soleil est en Lion, nous avons du Feu. Quand notre Lune est en Poissons, nous avons de l'Eau, etc. Faire cet exercice pour chacune de vos planètes va vous permettre de déterminer la proportion d'éléments qui vous composent énergétiquement.

Les signes astrologiques par éléments

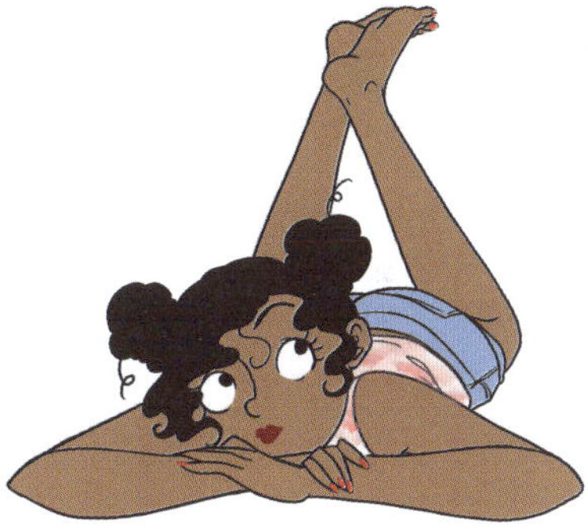

Apprenez tout d'abord à relier chaque signe avec son élément :

- **Terre** : Taureau, Vierge, Capricorne
- **Air** : Gémeaux, Balance, Verseau
- **Feu** : Lion, Sagittaire, Bélier
- **Eau** : Cancer, Scorpion, Poissons

Vous êtes maintenant prête à compter... Pas si vite ! Certaines planètes vont avoir un impact beaucoup plus fort que d'autres sur votre personnalité : par exemple votre Soleil ! Nous allons donc appliquer une pondération pour donner notamment plus d'importance à votre Soleil, votre ascendant et votre Lune. Allez, sortez votre stylo et suivez le guide, p. 30-31 !

J'équilibre mon tempérament pour me sentir sereine

Comment vous sentir sereine et équilibrée à tout moment ? En privilégiant des pratiques qui vont contrebalancer votre ou vos éléments dominants et ainsi :

- Tirer le meilleur de vos éléments : oui à la créativité débordante, oui pour bâtir mes projets, etc.
- Vous éviter de vivre dans les extrêmes de votre tempérament : trop dans la tête, trop sensible, trop agressive, etc.

Concrètement ? Vous pouvez utiliser ces pratiques en vous laissant guider par vos éléments dominants (en général 1 ou 2). Pratiquées régulièrement, elles seront précieuses pour vous aider à rester équilibrée. Si aucun élément n'est prédominant dans vos résultats, alors utilisez ces pratiques en fonction de vos besoins du moment.

Je calcule mon tempérament

Sur votre thème astral, identifiez le signe dans lequel se trouve chaque planète et l'élément correspondant à celui-ci.
Par exemple : votre Soleil est en Poissons, les Poissons sont un signe d'eau, notez 3 points dans la dernière colonne EAU.
Puis, additionnez simplement les points pour chacun des éléments.

	Signe	Pondération	TERRE	FEU	AIR	EAU
Soleil		3 pts				
Lune		3 pts				
Ascendant		3 pts				
Mercure		2 pts				
Vénus		2 pts				
Mars		2 pts				
Jupiter		1 pts				

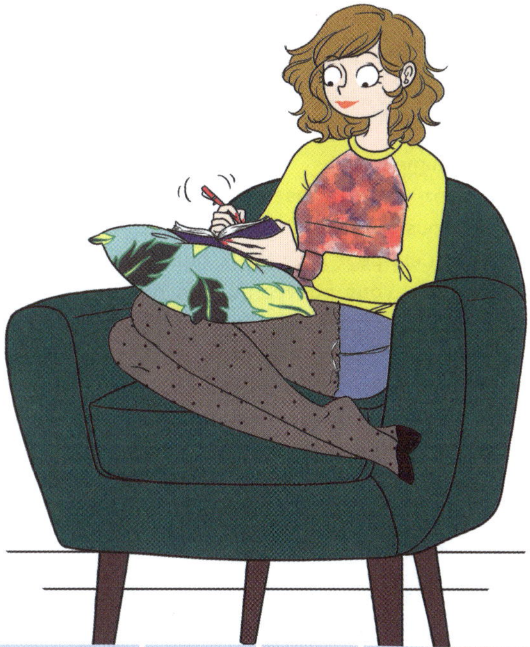

	Signe	Pondération	TERRE	FEU	AIR	EAU
Saturne		1 pts				
Uranus		1 pts				
Neptune		1 pts				
Pluton		1 pts				
TOTAL						

> Observez vos résultats un instant. Y a-t-il un élément qui ressort particulièrement, ou peut-être deux ? Entourez-les ! L'élément ou les éléments dominants de votre thème astral vous donne(nt) une image précise de votre tempérament. Cette information va vous permettre de déterminer votre prescription yoga personnalisée.

J'AI UN TEMPÉRAMENT PENSÉE (ÉLÉMENT AIR)

Vous vivez tellement dans votre tête que vous en oubliez d'être dans votre corps. Parfois, vous vous sentez agitée, nerveuse, voire anxieuse. Cela peut affecter la qualité de votre sommeil. Vous pouvez aussi avoir tendance à vous disperser dans les projets que vous souhaitez mettre en place, votre esprit errant sans cesse à droite et à gauche. Les séances serviront à apaiser l'agitation de votre mental et vous permettront de vous sentir plus ancrée.

Ma séance spéciale Air

Le yoga est un allié parfait pour les tempéraments Pensée car sa pratique permet de se reconnecter au corps et de l'habiter pleinement. Plus ancrée dans votre corps, il sera plus facile de canaliser vos pensées et de matérialiser vos super projets ! Ajoutez une dose de méditation et vous voilà avec un mental apaisé.

Durée totale : 30 min
Quand ? Chaque fois que vous vous sentez agitée
Comment ? Soit en pratiquant cette séance telle qu'elle est proposée, soit en ne pratiquant que la méditation ou que les postures
Matériel : En option, un coussin ou un bloc pour être assise confortablement

Ma méditation pour être forte et ancrée comme un arbre

Prenez une position assise confortable, en tailleur, les fesses surélevées sur un coussin pour que vos genoux soient plus bas que votre bassin.

Bhu Mudra pour la stabilité et l'ancrage

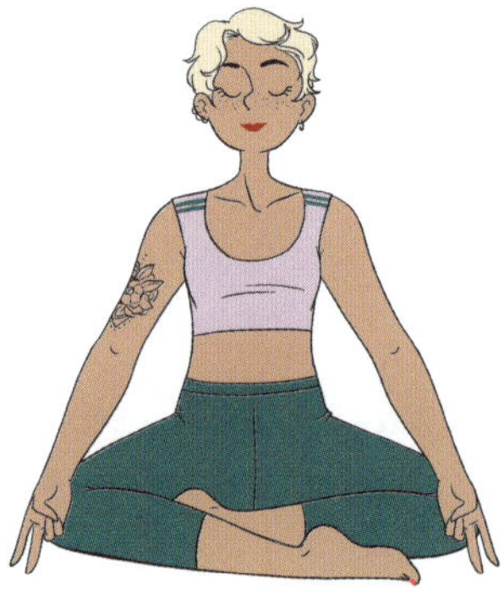

1. Recourbez les annulaires et les petits doigts vers la paume de vos mains et maintenez-les en place à l'aide de vos pouces.
2. Ouvrez les index et les majeurs pour former un V.
3. Tendez les bras et pressez le bout des index et majeurs fermement sur le sol sur les côtés du corps, créant la forme d'une pyramide de vos bras jusqu'à la tête.
4. À l'inspiration, pressez les os des fesses sur le sol et allongez votre colonne vertébrale jusqu'au sommet du crâne.
5. À l'expiration, détendez les épaules vers l'arrière et vers le bas. Prenez quelques respirations pour vous connecter à vos sensations.

Visualisation : solide comme un arbre

1. Imaginez que votre corps est comme un arbre : votre buste est un tronc qui s'élance vers le ciel. Votre bassin est la base solide de l'arbre. Les racines s'enroulent tout autour de vos jambes.
2. Visualisez-les qui s'enfoncent dans la terre profondément en dessous de vous.
3. À chaque inspiration, le tronc de l'arbre s'étire vers le ciel.
4. À chaque expiration, ressentez la stabilité de vos racines ancrées dans le sol.

S'apaiser avec la respiration Sama Vritti

1. Étirez votre respiration en cultivant l'équilibre entre la durée des inspirations et celle des expirations. Inspirez de la base de la colonne vertébrale jusqu'au sommet du crâne en comptant 1, 2, 3, 4, 5 et expirez du sommet du crâne vers la base de la colonne en comptant 1, 2, 3, 4, 5.
2. Continuez pendant 2 à 3 minutes.
3. Puis retrouvez votre respiration naturelle en étant attentive à vos sensations.

Répéter le mantra LAM

1. En gardant ce niveau de présence, répétez le mantra de la Terre LAM à voix haute ou dans votre tête.
2. Vous pouvez le chanter comme vous le feriez pour un OM ou le répéter plus rapidement : LAM-LAM-LAM-LAM.

Ma séquence pour habiter mon corps

Salutations au soleil

Rappelez-vous, laissez la respiration guider le mouvement dans vos salutations :

1. Installez-vous dans la position de la Montagne, pieds largeur du bassin, bras le long du corps. Prenez quelques respirations naturelles. Reconnectez-vous à la stabilité de votre bassin, de vos jambes et à la connexion de vos plantes de pieds avec le sol.

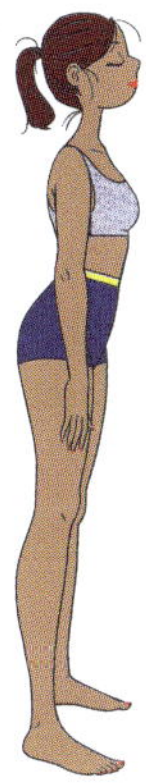

2. Débutez une inspiration puis levez les bras vers le ciel, en vous grandissant.

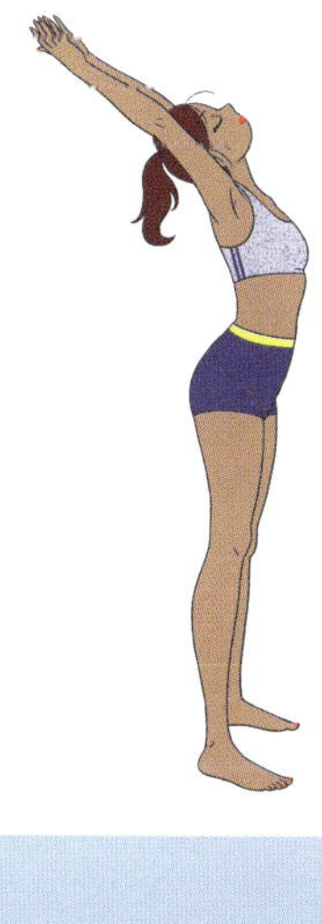

3. Commencez à expirer, fléchissez légèrement les genoux et plongez vers le sol dos droit en ouvrant les bras sur les côtés. Relâchez complètement les bras et la tête, poids dans les orteils, bout des doigts appuyé sur le sol ou sur des blocs. Pince debout.

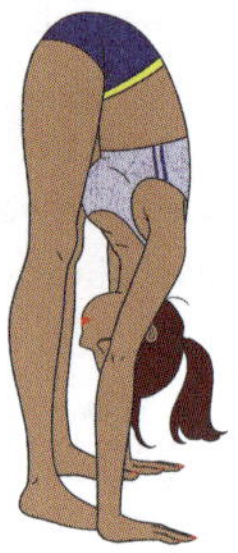

4. Commencez à inspirer, placez les mains sous les genoux, prenez appui sur les tibias pour allonger la colonne et étirez le sommet du crâne vers l'avant. Posture dos plat.

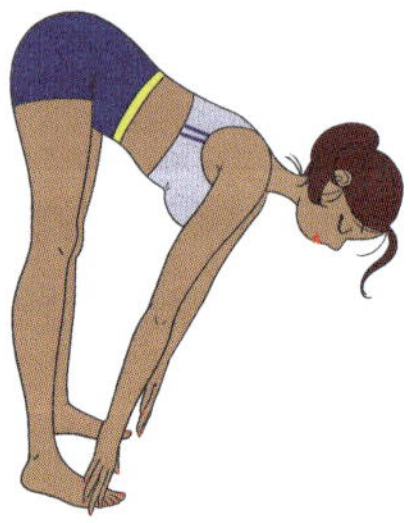

5. Commencez à expirer et repliez à nouveau le buste sur les jambes. Fléchissez les jambes et déposez les mains sur le sol de part et d'autre de vos pieds. Reculez un pied loin à l'arrière du tapis, puis l'autre, les bras tendus, épaules au-dessus des poignets. Option : déposez les genoux sur le sol. Planche.

Inspirez dans la planche. Expirez, engagez la sangle abdominale, le nombril remonte vers la colonne.

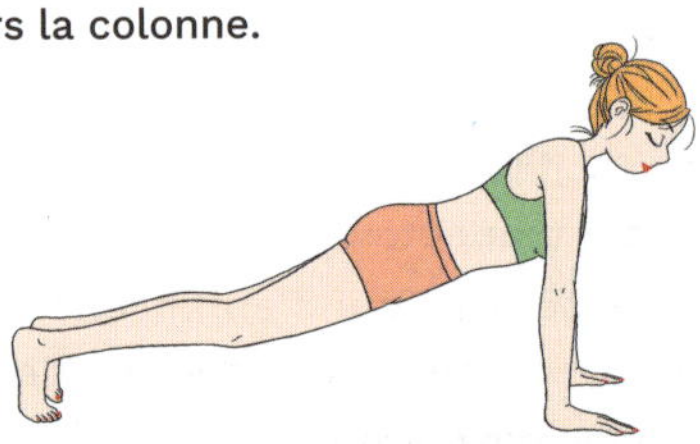

6. À nouveau inspirez, jambes tendues ou genoux sur le sol, puis expirez, fléchissez les coudes proches des côtes jusqu'à déposer le ventre, la poitrine et le front sur le tapis.

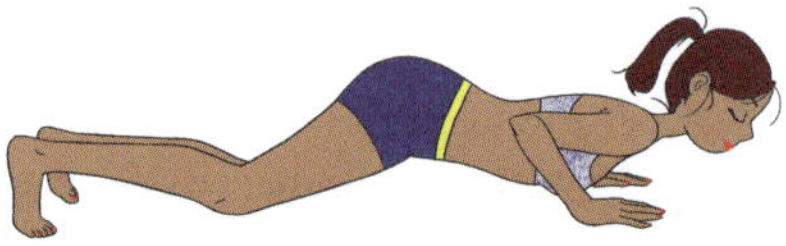

7. Pointez les orteils derrière vous, pressez les ongles des orteils sur le sol, remontez le pubis vers le nombril. Inspirez, poussez légèrement dans les mains pour ouvrir la poitrine et la gorge, les épaules descendent dans le dos. Cobra.

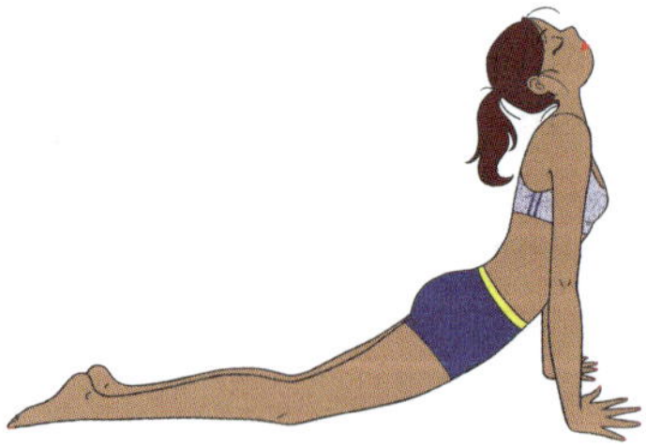

8. Expirez, pressez dans les mains, remontez le bassin vers l'arrière et vers le ciel pour trouver votre Chien tête en bas, cette forme de V inversé. Les jambes peuvent être légèrement fléchies, les talons soulevés du sol.

Pressez dans les mains pour allonger la colonne et soulevez le haut des cuisses vers le haut et vers l'arrière. Le regard se dépose entre vos pieds.

Prenez 3 respirations en Chien tête en bas.

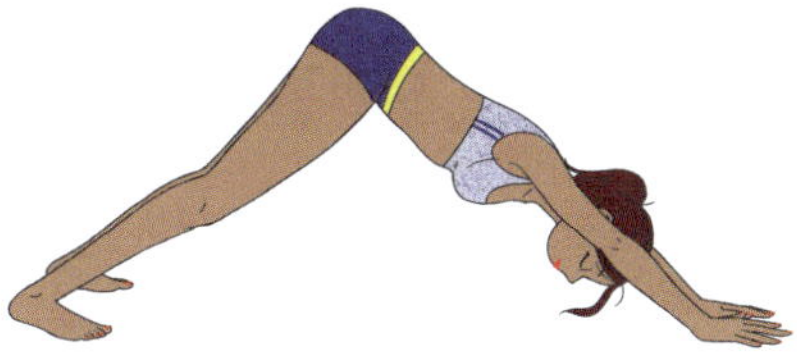

9. Inspirez, montez haut sur les orteils et regardez entre les mains. Expirez, marchez ou sautez pour ramener les pieds entre les mains à l'avant du tapis.

Inspirez, placez les mains sous les genoux et prenez appui sur les tibias pour allonger la colonne et étirer le sommet du crâne vers l'avant. Posture dos plat.

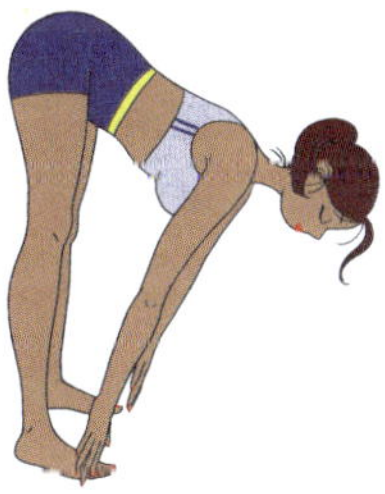

10. Expirez et repliez à nouveau le buste sur les jambes. Pince debout.

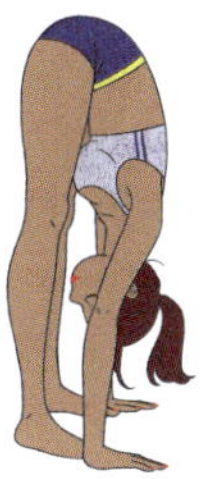

11. Inspirez, fléchissez les genoux et pressez l'arrière de la tête vers le ciel pour vous redresser dos droit. Les mains s'étirent vers le ciel à la fin de l'inspiration.

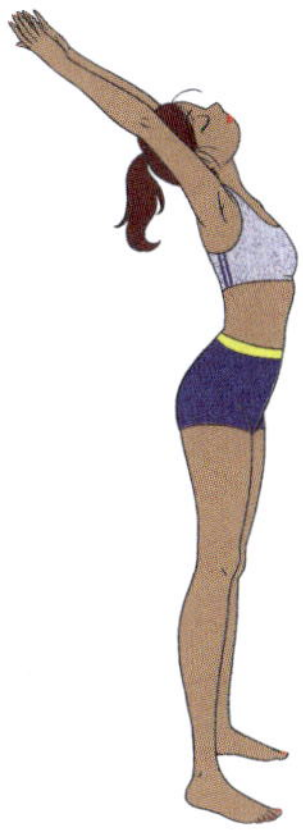

12. Expirez, les bras se relâchent le long du corps. Posture de la Montagne.

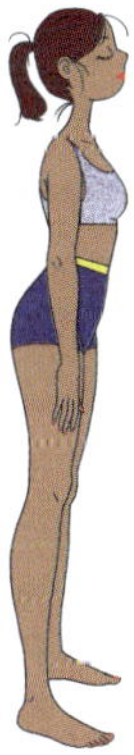

Répétez cette séquence 3 à 5 fois, en vous laissant guider par votre respiration.

La Chaise

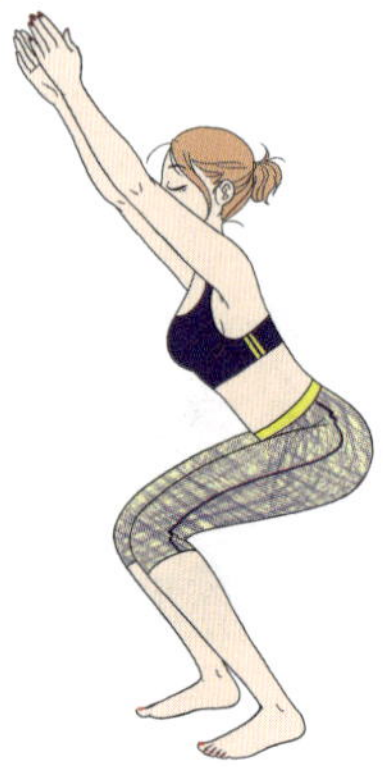

1. Toujours debout, rapprochez les jambes jusqu'à ce que les gros orteils se touchent, en laissant de l'espace entre les talons.
2. Fléchissez les jambes comme pour vous asseoir dans une chaise.
3. Maintenez les jambes fléchies et remontez les bras tendus le long de vos oreilles, paumes de mains l'une vers l'autre.
4. Ramenez plus de poids dans vos talons en reculant un petit peu les fesses. Absorbez le nombril vers la colonne vertébrale.
5. Allongez les deux flancs, du corps jusqu'au bout des doigts.
6. Prenez 5 respirations.
7. À la prochaine inspiration, pressez dans les pieds pour tendre les jambes et allonger les bouts des doigts vers le ciel.
8. Expirez, relâchez les bras.

L'Arbre

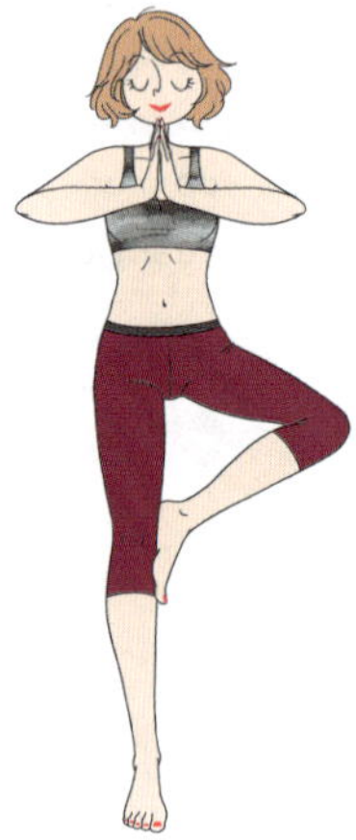

1. Positionnez à présent vos pieds largeur du bassin et activez l'ancrage de vos fondations comme indiqué P. 32.
2. Déposez les mains sur vos hanches.
3. Basculez le poids du corps sur le pied droit et ramenez le talon gauche à l'intérieur de la cheville droite : le genou gauche est ouvert sur le côté.
4. Vérifiez que votre bassin est parallèle à l'avant du tapis. Vous pouvez rester ici ou remonter le pied gauche soit à l'intérieur du mollet droit, soit à l'intérieur de la cuisse droite (pas de contact avec le genou).
5. Pressez le pied dans la jambe, la jambe pousse dans le pied. Vous pouvez garder les mains sur les hanches ou, si vous êtes stable, ramener les mains en forme de prière devant la poitrine, ou encore ouvrir les bras en V vers le ciel.
6. Dernière inspiration, grandissez-vous jusqu'au bout des doigts.
7. Puis expirez, reposez le pied gauche sur le sol, les bras le long du corps.
8. Recommencez de l'autre côté.

La posture de la Déesse

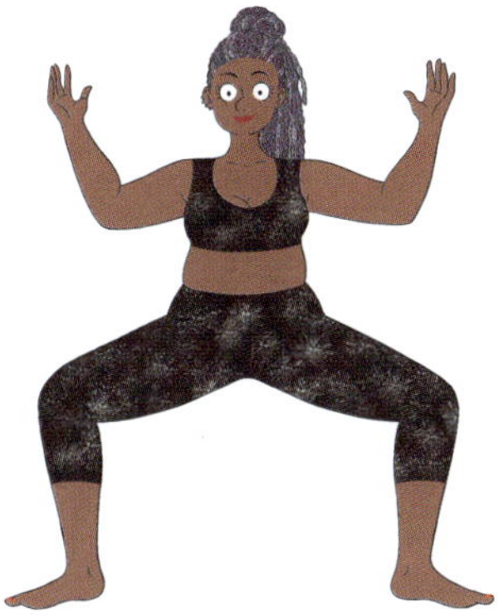

1. Toujours debout, ouvrez les bras en croix et écartez les jambes jusqu'à ce que vos pieds parallèles soient à l'aplomb de vos poignets.
2. Maintenez la base des orteils en place mais rapprochez les talons l'un de l'autre.
3. Tendez les bras vers le ciel à la prochaine inspiration, expirez, fléchissez les genoux en direction du 2e orteil et ramenez les bras en forme de cactus.
4. Pressez les talons l'un vers l'autre et abaissez davantage le bassin vers le sol.
5. Inspirez et expirez, répétez LAM-LAM-LAM-LAM-LAM, 5 fois.
6. À la prochaine inspiration, pressez dans les pieds et tendez les jambes, les bras s'élèvent vers le ciel. Expirez, les bras se relâchent.

La flexion avant avec les jambes écartées

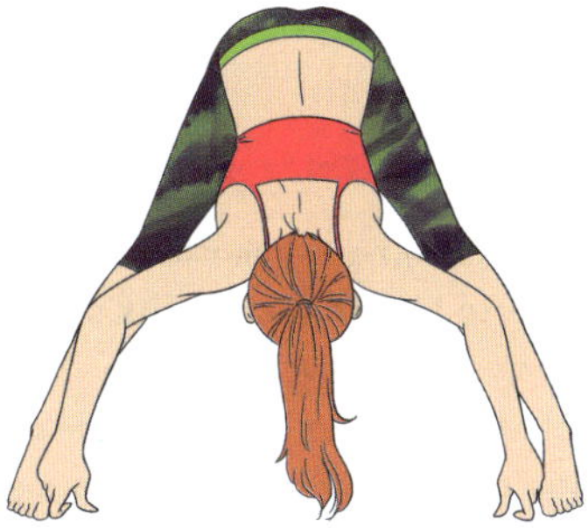

1. Déposez les mains sur les hanches.
2. Écartez les talons pour ramener les pieds parallèles, les orteils très légèrement vers l'intérieur.
3. Inspirez, pressez les pieds l'un vers l'autre.
4. Expirez, fléchissez au niveau des hanches et gardez le dos droit aussi longtemps que possible en relâchant le buste entre les cuisses.
5. Les doigts ou les mains se déposent sur le sol sur la même ligne que vos pieds.
6. Relâchez le dos, les épaules et le sommet du crâne vers le sol.
7. Maintenez la posture pendant 5 respirations.
8. Pour remonter, avancez les mains et tendez les bras sous vos épaules.
9. Inspirez, fléchissez légèrement les jambes et allongez la colonne. Expirez mains sur les hanches.
10. À la prochaine inspiration, remontez, la colonne vertébrale droite.

La posture de l'Enfant

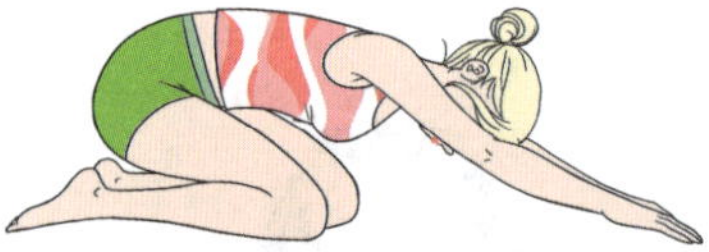

1. Venez à quatre pattes sur le sol. Les gros orteils se touchent, les genoux s'écartent de plus que la largeur du bassin.
2. À l'expiration, laissez les fesses descendre vers les talons, les bras allongés devant vous ou repliés le long du corps.
3. Pour plus de confort vous pouvez glisser un coussin entre vos fesses et vos talons, ou sous votre front pour surélever la tête.
4. Restez ici pendant 2 à 3 minutes, en vous concentrant sur votre respiration et sur les espaces de silence entre chaque inspiration et chaque expiration.

Savasana

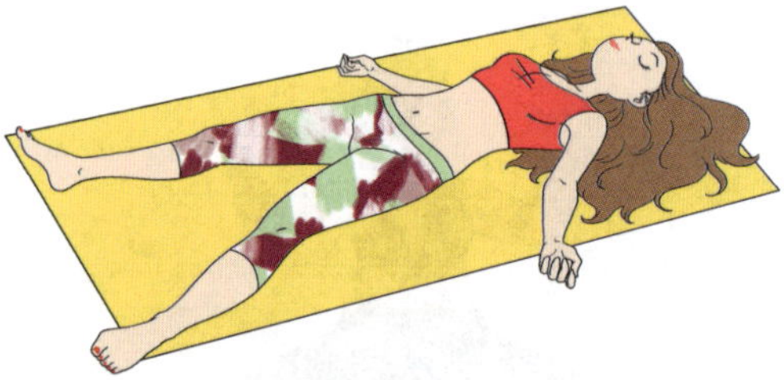

Finissez votre pratique en Savasana, allongée sur le dos pendant quelques minutes pour intégrer votre pratique.

Les astuces lifestyle complémentaires

1 Bouger et habiter son corps

C'est la recommandation numéro 1 pour les tempéraments Pensée : sortir et prendre l'air frais, bouger et dépenser votre énergie. Eh oui, aller danser avec les copines ça compte ! Un must pour vous est de trouver un coin de nature, d'enlever vos chaussures et de marcher lentement et en conscience pieds nus dans l'herbe ou dans la terre. Rien de mieux pour s'ancrer ! Regardez la nature autour de vous, observez la couleur des feuilles, le bruit du vent ou des oiseaux. Laissez tous vos sens s'éveiller et absorber ce qui vous entoure. Pas envie de bouger ou de sortir ? Et si vous vous offriez un petit massage... rien de tel pour habiter son corps en douceur et laisser fondre tous ses soucis.

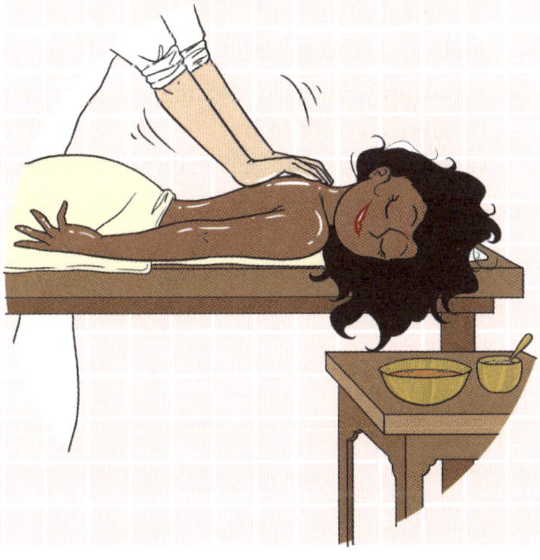

2 Une alimentation qui ancre !

Privilégiez une alimentation riche en céréales complètes, légumes racines, graines et noix. Faites des soupes et des ragoûts à vos meilleurs amis. Évitez les nourritures trop aériennes ou salées, comme les chips ou le popcorn. La caféine, l'alcool ou même le chocolat ne sont pas vos meilleurs amis : à consommer avec modération !

3 Mes amies les plantes

Privilégiez les tisanes calmantes et amies du système nerveux : camomille, mélisse et réglisse. Vous pouvez ajouter un peu de lait d'amande et du miel pour une boisson encore plus doudou !

4 Une huile essentielle qui ancre : le Cèdre d'Atlas

Le Cèdre d'Atlas est l'huile parfaite pour vous ancrer ! Pensez à cet arbre fort et majestueux. Cette huile a de grandes propriétés apaisantes qui en font une parfaite alliée pour la méditation. Vous pouvez l'utiliser en diffusion ou simplement frotter 2-3 gouttes sur la voûte plantaire des deux pieds avant votre pratique.

J'AI UN TEMPÉRAMENT ACTION (ÉLÉMENT FEU)

Quand votre feu brûle trop fort, vous vivez votre vie à mille à l'heure. Quand vous n'arrivez pas à tempérer vos passions, vous flirtez avec le burn out. Impatiente d'atteindre tous vos objectifs, vous foncez parfois tête la première. Pleine d'étincelles, vous réagissez en un clin d'œil et avec impulsivité. Il est parfois difficile de maîtriser vos émotions et particulièrement la colère ou l'irritabilité. Cette séance va vous permettre de centrer et canaliser vos énergies !

Ma séance spéciale Feu

Le yoga va vous aider à canaliser votre énergie débordante, pour la mettre au service de ce qui compte vraiment. Il va vous aider à recharger vos batteries de superwoman et dire bye-bye à l'épuisement chronique. Enfin, il vous apprendra à apaiser votre feu intérieur, pour prendre du recul et vous connecter à votre intuition afin d'avancer toujours dans la bonne direction.

Durée totale : 30 min
Quand ? Plutôt en fin de journée. Quand vous vous sentez fatiguée ou dispersée
Comment ? En pratiquant cette séance telle quelle est proposée, soit en ne pratiquant que la méditation ou que les postures
Matériel : En option, un coussin ou une couverture pour vous surélever dans les positions assises

Ma méditation pour apaiser mon feu intérieur

Prenez une position assise confortable, assise en tailleur, les fesses surélevées sur un coussin pour que vos genoux soient plus bas que votre bassin.

Jalashaya Mudra pour cultiver la paix et la sérénité

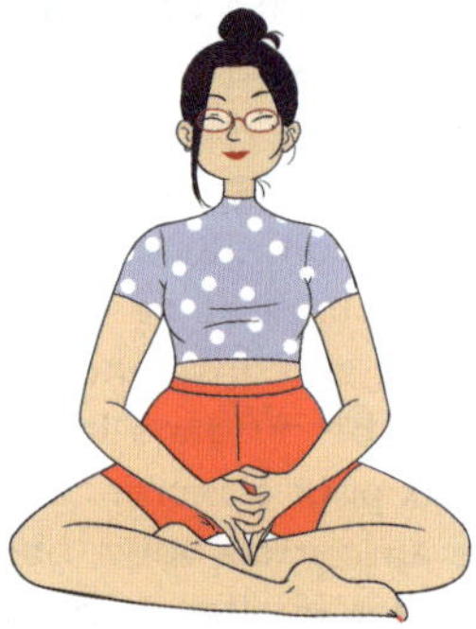

1. Entrelacez tous les doigts ensemble, le pouce droit au-dessus du pouce gauche.
2. Pointez les annulaires et les auriculaires.
3. Déposez vos mains au niveau du bas-ventre, les avant-bras prenant appui sur les cuisses.
4. À l'inspiration, pressez les os des fesses sur le sol et allongez votre colonne vertébrale jusqu'au sommet du crâne.
5. À l'expiration, détendez les épaules vers l'arrière et vers le bas. Prenez quelques respirations pour vous connecter à vos sensations.

Visualisation : paisible comme un lac

1. Laissez votre attention voyager jusqu'à votre bassin. Visualisez les os de votre bassin formant comme un bol et à l'intérieur de ce bol se repose une eau calme et paisible comme un lac.
2. À chaque inspiration, visualisez l'air qui vient effleurer la surface de l'eau.
3. À chaque expiration, détendez-vous un peu plus en observant la surface lisse du lac.
4. Prenez conscience qu'il n'y a rien à faire, à changer ou à contrôler ici.
5. Vous pouvez vous autoriser à simplement être.
6. Vous vous détendez un peu plus, ressentant que tout ce dont vous avez besoin est déjà là.

Se centrer avec la respiration Ujjayi

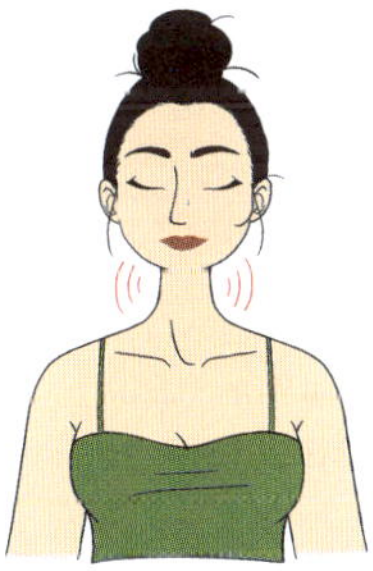

1. Créez une très légère contraction au bas de la gorge, pour trouver la respiration Ujjayi imitant le bruit de l'océan ou respirer comme Dark Vador. Si c'est la première fois que vous la pratiquez, vous pouvez imaginer que vous inspirez dans une paille et que vous expirez comme pour créer de la buée dans un miroir.
2. Progressivement, vous pourrez refermer la bouche en gardant la sensation dans la gorge et respirer par le nez.
3. Inspirez en comptant 1, 2, 3, 4.
4. Gardez l'inspiration poumons pleins pour 1, 2, 3, 4.
5. Expirez sur 1, 2, 3, 4. Si vous êtes enceinte, ne pratiquez pas la retenue, simplement inspirez et expirez en 4 temps.
6. Continuez pendant 2 à 3 minutes.
7. Puis retrouvez votre respiration naturelle en étant attentive à vos sensations.

Répéter le mantra VAM pour invoquer l'eau

1. En gardant ce niveau de présence, répétez le mantra de l'eau VAM à voix haute ou dans votre tête.
2. Vous pouvez le chanter comme vous le feriez pour un OM ou le répéter plus rapidement VAM-VAM-VAM-VAM.

Ma séquence pour canaliser mon énergie débordante

Mouvements intuitifs à quatre pattes

1. Reprenez l'exercice de connexion à ses mouvements intuitifs « Je me connecte à l'eau » décrits page 24.

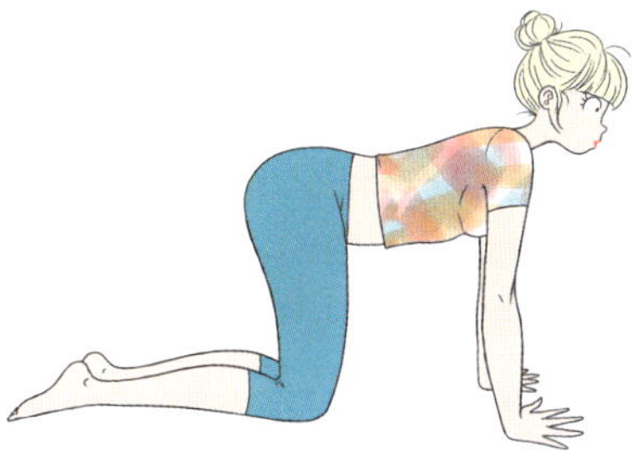

2. Depuis votre position à quatre pattes, commencez à explorer les mouvements qui font du bien : d'avant en arrière ou en dessinant des cercles de hanches.

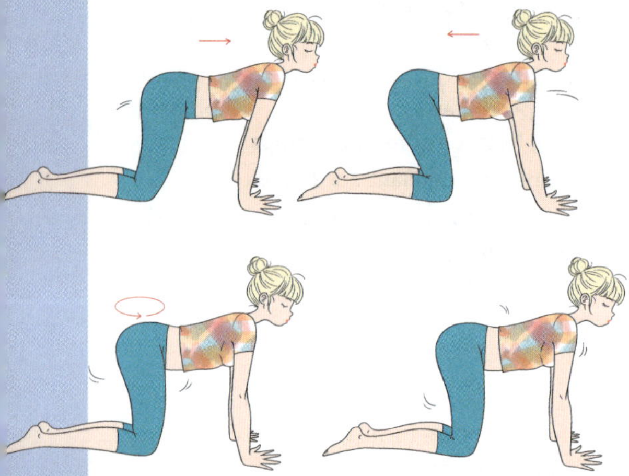

3. Libérez-vous de toute attente, de toute forme de contrôle et laissez votre corps vous guider, faites-lui confiance !

Flow proche du sol

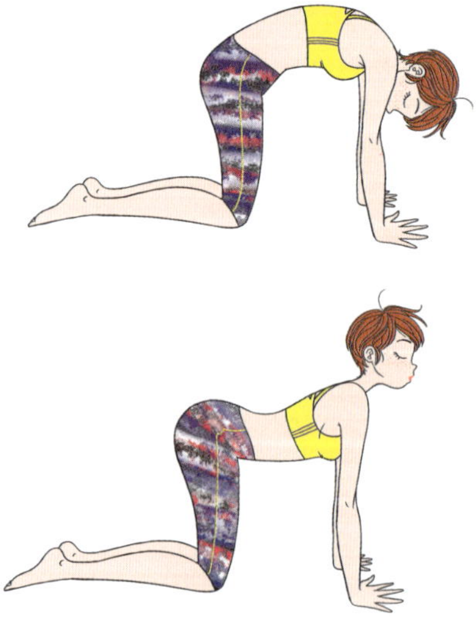

Toujours à quatre pattes, les pieds pointés :

1. Expirez, creusez le dos dans la posture de la Vache et laissez les fesses descendre vers les talons, en posture de l'Enfant.
2. Inspirez, arrondissez le dos pour revenir à quatre pattes. Répétez 5 fois avant de revenir en position neutre.

Va-et-vient en fente

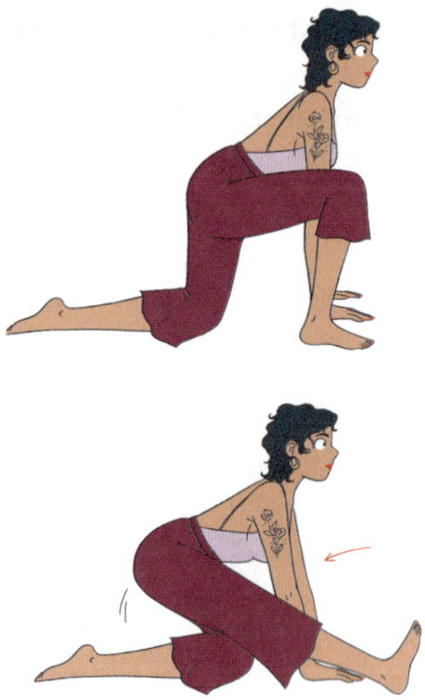

Depuis le quatre-pattes, ramenez le pied droit à l'extérieur de la main droite. Les deux mains sont sur le sol ou surélevées sur des blocs.

1. À l'inspiration, laissez le bassin descendre vers le sol, ouvrez la poitrine et la gorge.
2. À l'expiration, reculez les fesses vers l'arrière en essayant de tendre la jambe droite, orteils vers le ciel (la jambe n'a pas besoin de se tendre).
3. Répétez 5 fois, puis changez de côté et répétez la même séquence.

Posture du Cœur aimant

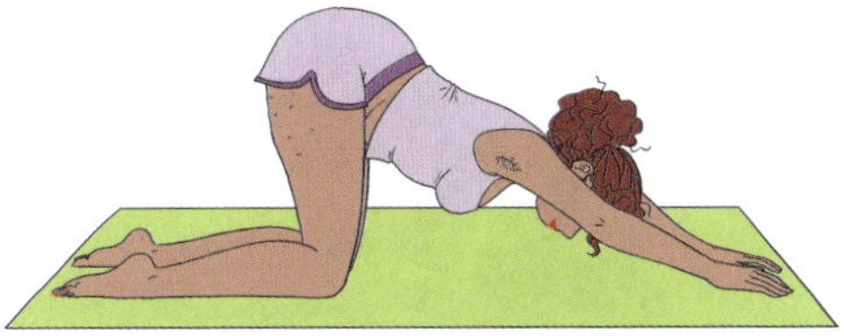

1. Revenez à quatre pattes. Gardez les hanches au-dessus des genoux et avancez les mains loin devant.
2. Inspirez en pressant les mains sur le sol.
3. Expirez, relâchez la tête et la poitrine vers le sol. Le front se dépose sur le sol. Continuez à presser les mains comme pour soulever légèrement les aisselles et laissez fondre la poitrine vers le sol.
4. Prenez 5 respirations.

Posture du Sphinx

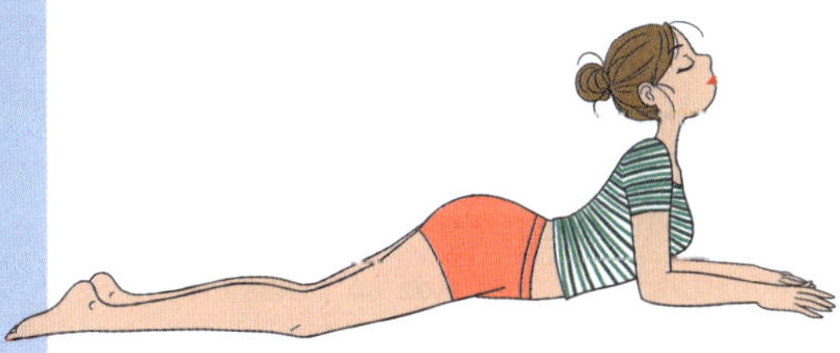

1. Déposez les avant-bras sur le sol, arrondissez le haut du dos et déposez le bassin sur le sol.
2. Pointez les orteils derrière vous.
3. Contractez les cuisses, essayez de soulever le bas du ventre du sol.
4. Puis pressez vos avant-bras et vos coudes vers l'arrière en ouvrant la poitrine et la gorge.
5. Prenez 3 respirations.

Posture de l'Enfant

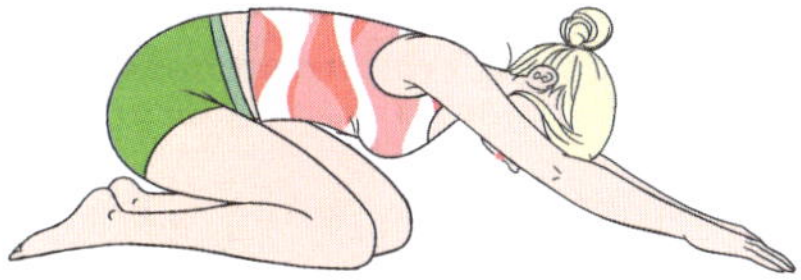

Pressez dans les avant-bras et reculez les fesses vers l'arrière puis vers les talons pour retrouver la posture de l'Enfant.

Flexion avant dans la Posture facile

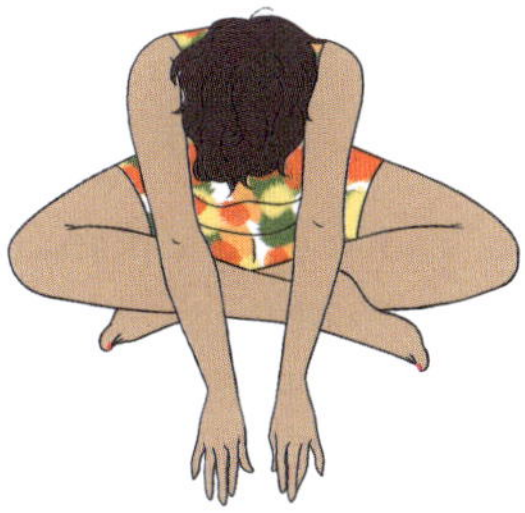

1. Assise sur votre tapis, les fesses idéalement surélevées sur un petit coussin ou une couverture repliée.
2. Croisez les jambes en tailleur devant vous, tibia droit devant tibia gauche.
3. Ajustez la position de vos jambes pour que vos tibias soient parallèles à l'avant de votre tapis ET que les jambes se croisent à peu près au milieu de vos tibias, formant un X.
4. Pressez les mains de part et d'autre de votre bassin, soulevez légèrement les fesses et reculez-les d'un centimètre avant de les déposer.
5. Gardez la colonne droite et avancez vos mains loin devant vous.
6. Laissez la colonne vertébrale s'arrondir progressivement à mesure que votre front se relâche vers le sol.

7. Restez pendant 1 à 2 minutes. Reculez les mains et pressez délicatement dans le sol pour vous redresser. Recommencez en changeant le croisement des jambes.

Le Papillon assis

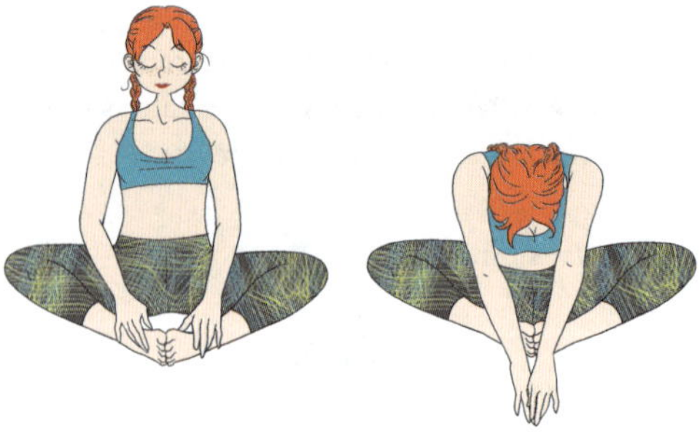

1. Assise, ramenez les plantes de pieds ensemble, les genoux ouverts sur le côté.
2. Glissez vos pouces sur vos voûtes plantaires et massez pendant quelques instants.
3. Puis attrapez vos chevilles, tirez vers vous avec les mains.
4. Ouvrez la poitrine et roulez les épaules vers l'arrière.
5. À l'expiration, laissez le dos s'arrondir progressivement, le front se relâchant vers vos pieds.
6. Trouvez une position confortable pour vos bras et vos mains.
7. Restez pendant 2 à 3 minutes, avant de vous redresser très progressivement.

La posture du Bébé heureux

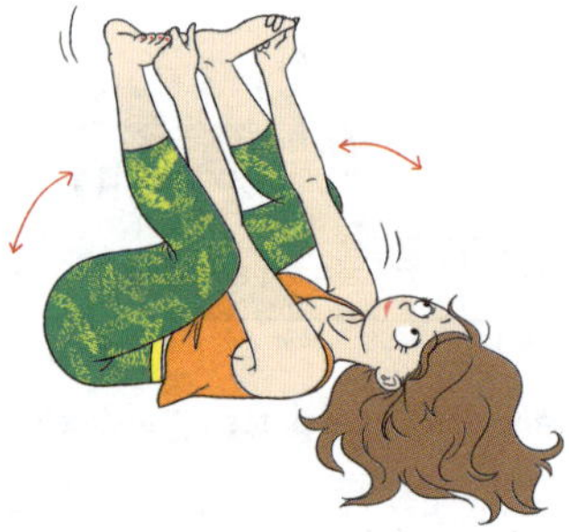

1. Allongez-vous sur le dos.
2. Remontez les deux genoux à la poitrine, écartés de la largeur des épaules.
3. Déposez une main sur chaque genou, et roulez de droite à gauche pour masser les bas du dos.
4. Restez ici ou glissez vos deux bras à l'intérieur des jambes.
5. Attrapez les tibias, les chevilles ou l'extérieur des pieds.
6. Remontez les plantes de pieds parallèles au plafond.
7. Avec les mains, tirez pour faire descendre les genoux vers le sol.
8. Avec les pieds, résistez en pressant vers le plafond.
9. Ne laissez pas le bas du dos s'arrondir, roulez vers le haut des fesses (on devrait pouvoir glisser une feuille de papier entre le bas du dos et le sol).
10. Prenez quelques respirations profondes, immobiles ou en créant des mouvements de bascule de droite à gauche.

Torsions en ouverture de hanches

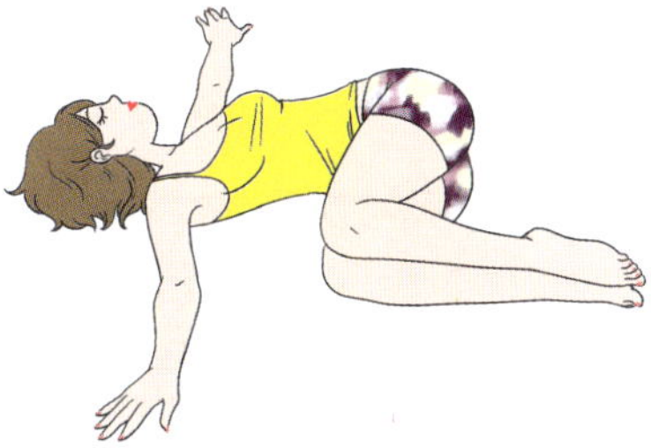

1. Déposez les pieds sur le sol, écartés de la largeur du tapis, ouvrez les bras en croix sur les côtés.
2. Inspirez et expirez, relâchez les genoux sur la droite et vers le sol. Inspirez, redressez les genoux et expirez, relâchez-les sur la gauche.
3. Créez ainsi des petits mouvements d'essuie-glace de droite à gauche pendant quelques respirations.
4. La prochaine fois que les genoux sont sur la droite, maintenez la position pendant 1 à 2 minutes.
5. Option : relâchez le menton vers l'épaule gauche si c'est confortable pour la nuque.
6. Remontez les genoux vers le ciel puis relâchez-les sur la gauche, le menton vers l'épaule droite.
7. Maintenir pendant 1 à 2 minutes.
8. Remontez les genoux à la poitrine.
9. Enlacez vos bras autour de vos jambes.

Savasana

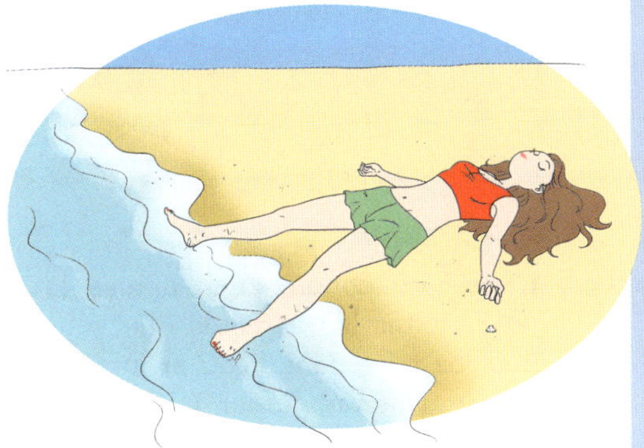

1. Allongez-vous dans votre posture finale
2. Imaginez que vous êtes allongée sur une plage au bord de l'eau.
3. Laissez l'eau caresser l'arrière de votre corps : vos talons, mollets, arrière des cuisses... avant de se retirer, puis de remonter à nouveau un petit peu plus haut le long du corps et de se retirer à nouveau.
4. Laissez-vous ainsi bercer par le mouvement de l'eau dans votre posture de repos final.
5. Lâchez prise totalement.

Les astuces lifestyle complémentaires

1 Faire de l'eau ta best friend !

C'est bien connu, l'eau apaise le feu ! Toutes les activités que vous pourrez faire dans l'eau ou proche de l'eau seront super bénéfiques pour vous. Si vous avez la chance d'habiter près de la mer, d'un lac ou d'un fleuve, pourquoi ne pas vous organiser une longue marche au bord de l'eau une fois par semaine ? Et vous aimez barboter et faire la sirène ? Allez donc à la piscine régulièrement ! Pensez aussi à prendre des bains quelques fois par mois, si vous le pouvez (eh oui, oui, l'eau est une ressource précieuse, restons tout de même économes !). Créez-vous le MOOD parfait pour vous détendre : musique, bougies, bubulles ou huiles essentielles.

Une astuce encore plus simple ? Boire plus d'eau ! Non, l'eau dans ton café ou ton jus de super star ne compte pas. Simplement de l'eau, filtrée pour ne garder que le meilleur, c'est un MUST !

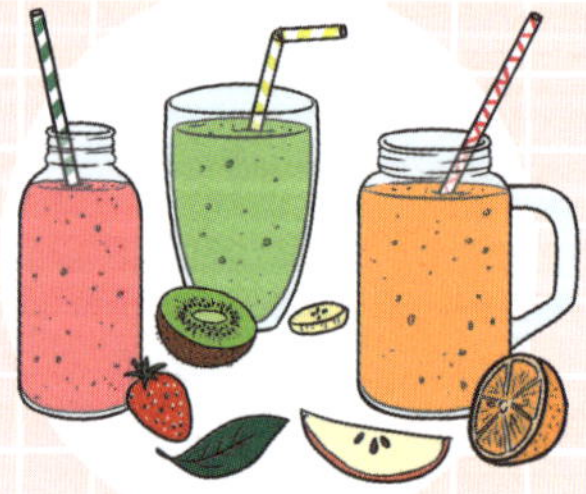

2 Une alimentation qui hydrate et rafraîchit !

Privilégiez une alimentation riche en fruits et légumes frais. Salades en été, légumes cuits en hiver, accompagnés de riz ou de quinoa. Et des fruits à volonté ! Évitez de manger pimenté, cela créerait encore plus de feu dans votre système. Boire de l'alcool ou des boissons caféinées ne vous réussit pas non plus, alors préférez les jus, les smoothies ou les lattes !

3 Mes amies les plantes

Privilégiez les tisanes calmantes et rafraîchissantes : menthe, camomille et lavande.

4 Une huile essentielle qui apaise et qui aide à lâcher prise : la lavande vraie

La lavande est parfaite pour vous apaiser, en diffusion ou quelques gouttes mélangées à du sel de bain.

J'AI UN TEMPÉRAMENT BÂTISSEUR (ÉLÉMENT TERRE)

Beaucoup de Terre dans votre carte du ciel ? Vous pouvez être un peu SLOW à mettre en place vos projets. Le changement, il faut le dire, ce n'est pas trop votre truc. Vous avez besoin de temps pour vous faire à l'idée, pour vous adapter. Souvent, vous mettez du temps à faire le grand saut... La peur de manquer ou l'attachement au matériel vous retient. Et quand l'énergie de la Terre prend le dessus, vous pouvez même vous sentir léthargique ou mélancolique. Cette séance va vous aider à lâcher prise et vous sentir plus légère !

Ma séance spéciale Terre

Le yoga va vous aider à trouver plus de légèreté dans votre corps et votre vie. Oui, il est important de ne pas toujours tout prendre au sérieux et d'inviter un peu de fun dans votre quotidien ! Votre pratique peut vous aider à cultiver la confiance et le lâcher-prise pour vous permettre d'oser vous lancer. Prête à cultiver plus de fluidité et de flexibilité sur le tapis et dans la vie, pour être capable d'aborder les changements avec enthousiasme et talent ?

Durée totale : 30 min
Quand ? Plutôt en début de journée ou quand vous vous sentez un peu léthargique
Comment ? En pratiquant cette séance telle quelle est proposée, ou en ne pratiquant que la méditation ou que les postures
Matériel : en option, un coussin pour vous surélever dans la méditation

Ma méditation pour inviter de la légèreté

Prenez une position assise confortable, en tailleur, les fesses surélevées sur un coussin pour que vos genoux soient plus bas que votre bassin.

Pranidhana Mudra pour cultiver le lâcher-prise

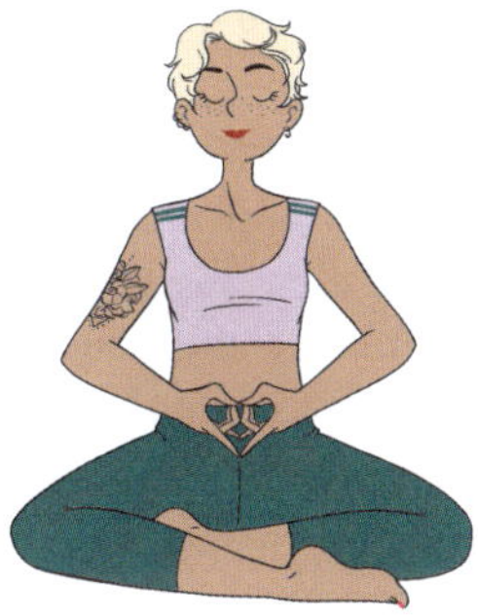

1. Laissez les bouts des pouces, majeurs et annulaires ensemble.
2. Pointez les index et les auriculaires et connectez-les ensemble.
3. Déposez vos mains au niveau du bas-ventre, les poignets prenant appui sur les cuisses.
4. À l'inspiration, pressez les os des fesses sur le sol et allongez votre colonne vertébrale jusqu'au sommet du crâne.
5. À l'expiration, détendez les épaules vers l'arrière et vers le bas. Prenez quelques respirations pour vous connecter à vos sensations.

Visualisation : légère comme un oiseau

1. Visualisez que vous êtes assise devant un petit feu de camp.
2. Prenez conscience du poids que vous portez sur le dos, toutes les couches de

vêtements et les sacs accrochés à vos épaules. Tout ceci représente le poids de vos responsabilités, des exigences que vous portez envers vous-même, les peines du passé, les contrariétés du présent.

3. Ressentez au plus profond de vous qu'il est temps de vous en libérer.
4. Quand vous vous sentez prête, commencez à enlever l'une de ces couches et jetez-la dans les flammes devant vous. Pas besoin de mettre des mots sur ce que vous relâchez.
5. Sentez-vous plus légère, libérée.
6. Continuez ce processus pendant quelques minutes jusqu'à ce que vous ayez lâché tout ce qui était à enlever aujourd'hui.
7. Observez comme vos épaules sont plus légères, votre peau respire, le début d'un sourire se forme sur vos lèvres. Portez votre attention au niveau de vos omoplates.
8. Imaginez des ailes qui poussent dans votre dos.
9. Prenez conscience que vous êtes comme l'oiseau, aérien et capable de vous adapter à tous les vents changeants, à voyager là où votre cœur vous mène, en toute confiance.

Si vous êtes enceinte, si vous venez de manger ou souffrez d'hypertension ou de problèmes cardiaques, privilégiez Ujjayi (voir p. 41) au lieu de la respiration Bhastrika.

Éveiller son énergie vitale avec la respiration Bhastrika

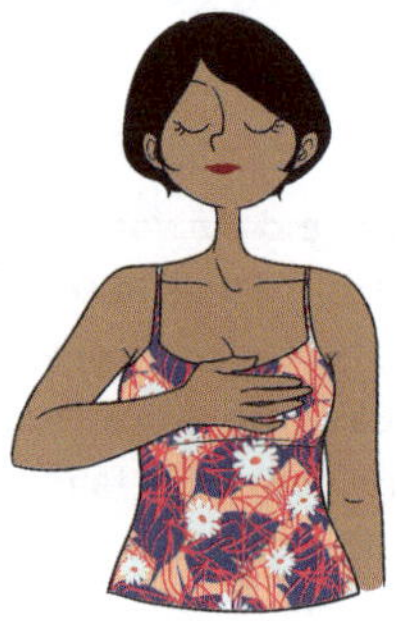

1. Inspirez et expirez avec force par les deux narines, imitant le bruit d'un soufflet.
2. C'est la poitrine qui se gonfle à chaque inspiration, l'abdomen reste neutre.
3. Choisissez un rythme qui vous convient, sans forcer.
4. Prenez 5 à 10 cycles de respiration. Finissez par une grande inspiration, gonflez la poitrine, les épaules détendues.
5. Gardez l'air quelques secondes, puis relâchez. Concentrez-vous sur vos sensations.

Répéter le mantra RAM pour invoquer le feu de la confiance

1. En gardant ce niveau de présence, répétez le mantra du feu RAM à voix haute ou dans votre tête.
2. Vous pouvez le chanter comme vous le feriez pour un OM ou répéter plus rapidement RAM-RAM-RAM-RAM.

Ma séquence pour éveiller mon feu sacré

Salutations au soleil

1. Reprenez les Salutations au soleil décrites page 33, en maintenant votre planche pendant 5 respirations, jambes tendues ou genoux sur le sol.
2. Visualisez le feu que vous éveillez dans votre abdomen.
3. Répétez 3 à 5 fois.

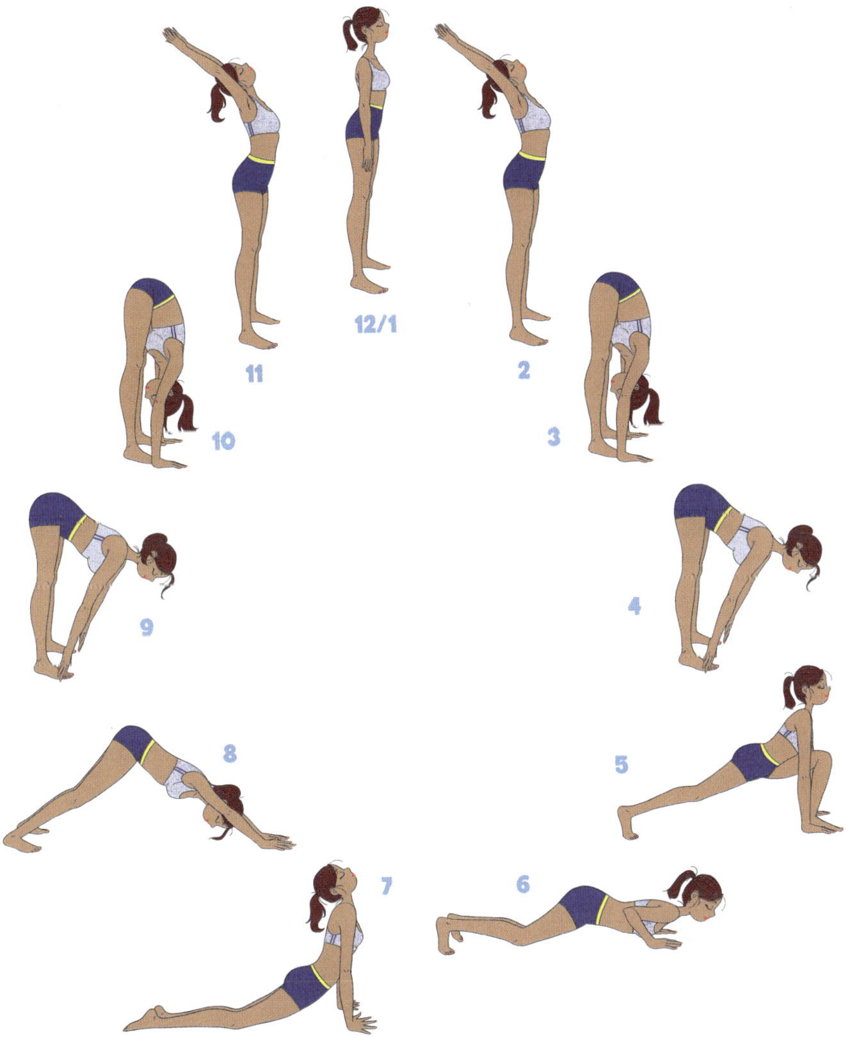

La Chaise

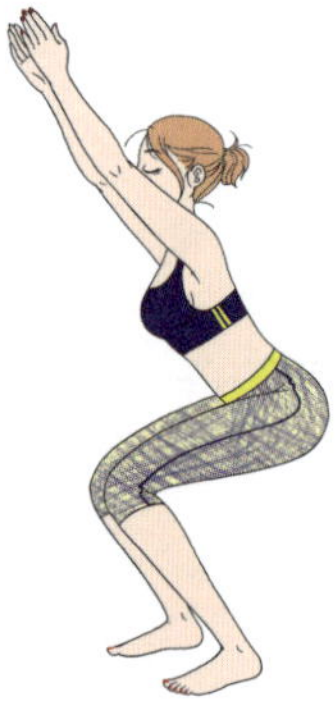

Voir l'exercice page 36.

1. Maintenez pendant 5 respirations, en essayant à chaque expiration de vous asseoir un peu plus bas.
2. À l'inspiration suivante, montez sur la pointe des pieds toujours assise dans votre chaise imaginaire et comptez lentement jusqu'à 5 avant de vous redresser doucement.

Flow Éveil du feu du guerrier

Guerrier 3

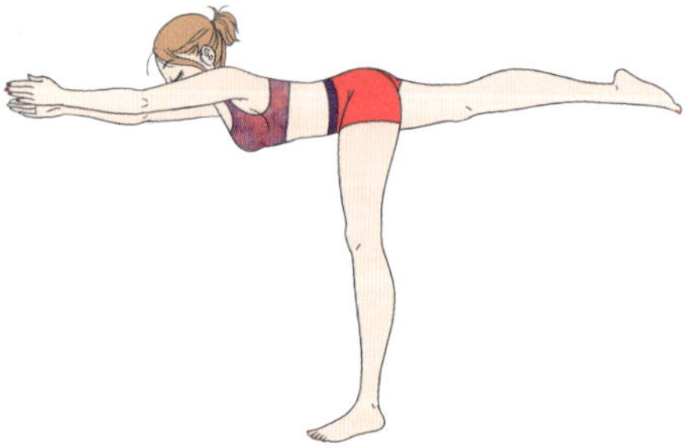

1. Depuis votre position de la Montagne (voir début de la Salutation au soleil), debout à l'avant du tapis, montez le genou droit vers la poitrine et ramenez les mains en forme de prière devant le cœur.
2. Expirez en fléchissant légèrement la jambe gauche, basculez le bassin vers l'avant, entraînant la jambe droite loin derrière vous.
3. La jambe droite et le buste sont sur une même ligne, parallèles au sol.
4. Maintenez pendant 3 respirations.

> **Options :** si l'équilibre est difficile à trouver, la pointe des orteils du pied droit peut rester en contact avec le sol derrière vous. Si vous voulez vous challenger un petit peu plus, tendez les bras le long des oreilles, parallèlement au sol. Engagez la sangle abdominale pour éveiller le feu à l'intérieur de votre abdomen.

Fente en torsion

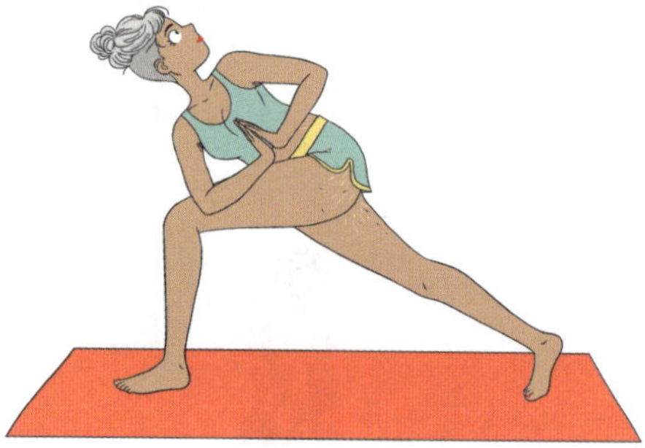

1. À la prochaine expiration, déposez le pied droit loin derrière vous et redressez le buste pour venir dans votre fente, mains en forme de prière devant la poitrine.
2. Fléchissez légèrement la jambe arrière. Pressez les pieds l'un vers l'autre pour activer la stabilité dans vos jambes.
3. Inspirez, grandissez-vous. Expirez, tournez les épaules vers la droite et venez glisser le coude gauche à l'extérieur de votre genou droit.

> **Option :** vous pouvez garder la jambe droite tendue ou déposer le genou droit sur le sol. Prenez trois respirations en pressant les épaules et l'arrière de la tête vers la gauche.

Chien tête en bas

1. Inspiration suivante : redressez-vous, les bras s'étirent vers le ciel.
2. Expirez, les mains reviennent à plat sur le sol en dessous des épaules. Le pied gauche recule à l'arrière du tapis.

Chien tête en bas à trois pattes vers la planche

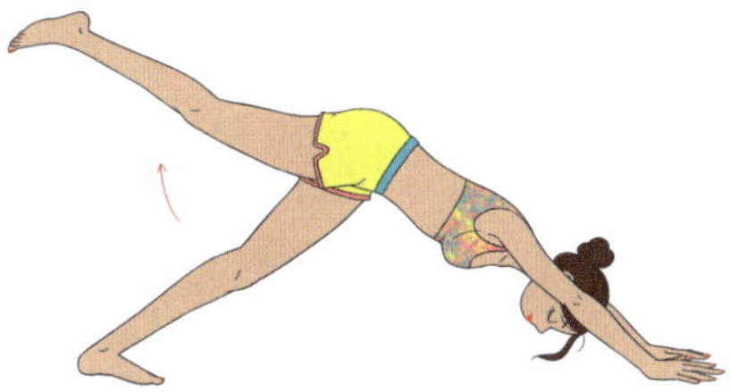

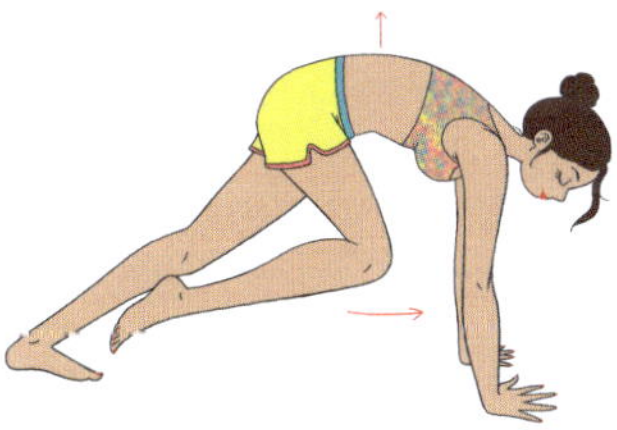

1. Inspirez, soulevez le pied droit dans le ciel, derrière.
2. Expirez, ramenez le genou droit vers la poitrine, les épaules sont au-dessus des poignets, le haut du dos arrondi. Inspirez, le pied droit revient dans le ciel derrière vous. Répétez 3 fois.

> **Option :** vous pouvez déposer les genoux sur le sol pour plus de facilité. Futures mamans, ramenez le genou à l'extérieur du bras droit.

Pince debout

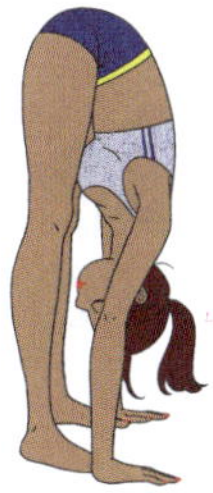

1. La prochaine fois que le genou revient à la poitrine, déposez le pied sur le sol entre les mains. Le pied gauche retrouve le pied droit à l'avant du tapis.
2. Restez pour 3 à 5 respirations.

Posture de la Montagne

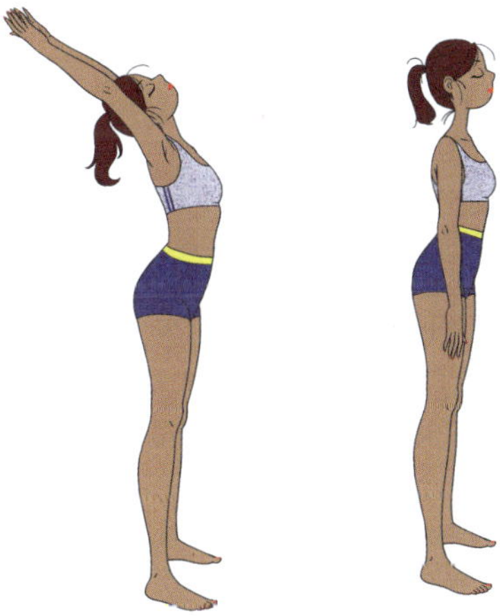

3. Inspirez, fléchissez les genoux et pressez l'arrière de la tête vers le ciel pour vous redresser dos droit. Les mains s'étirent vers le ciel à la fin de l'inspiration.
4. Expirez, les bras se relâchent le long du corps.
5. Recommencez de l'autre côté. En option, répétez la série complète une seconde fois, une respiration par mouvement, dans un flow (sans maintenir les postures).

Le Demi-pont

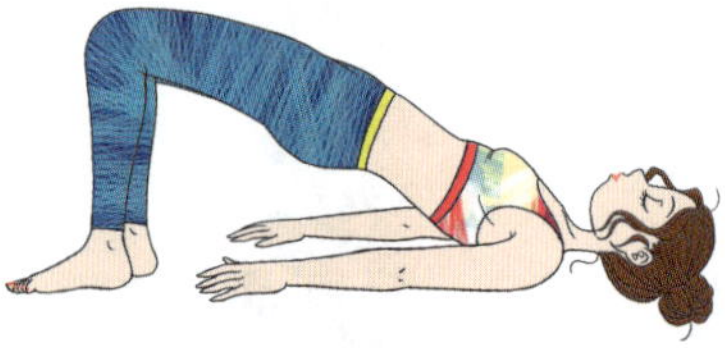

1. Allongez-vous sur le dos au milieu du tapis, genoux pliés, pieds écartés de la largeur des hanches.
2. Rapprochez les pieds des fesses, chevilles en dessous des genoux. Les bras sont allongés le long du corps, le menton relâché vers la gorge.
3. Pressez dans les deux pieds, les bras et l'arrière de la tête, et soulevez les hanches.
4. Tractez les talons en direction des épaules pour engager tous les muscles à l'arrière du corps. Pressez les cuisses l'une vers l'autre comme si vous mordiez dans un coussin imaginaire.

   > **Option :** vous pouvez joindre les mains dans le dos.

5. Rapprochez les épaules l'une de l'autre dans le dos. Restez sur 5 respirations.
6. Pour terminer, expirez, relâchez les mains et déposez vertèbre par vertèbre sur le sol.
7. Observez l'espace et la légèreté créés dans votre poitrine.

Torsion en ouverture de hanches

Voir page 45.

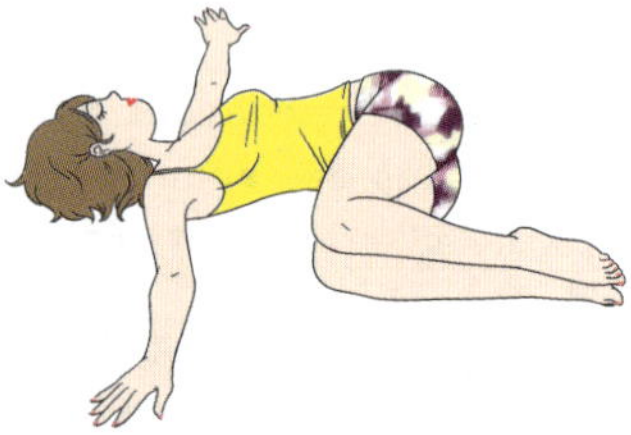

Savasana

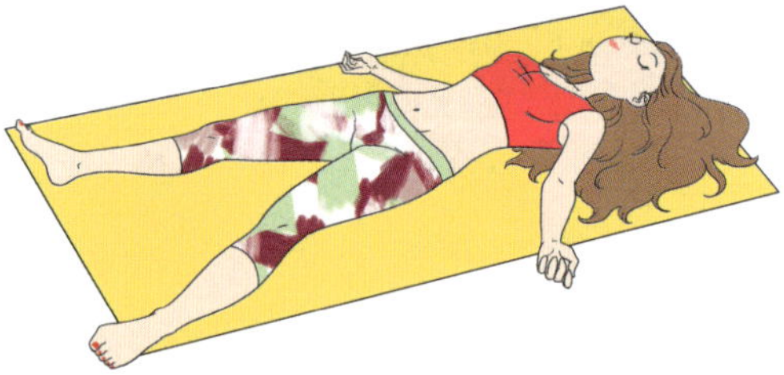

Les astuces lifestyle complémentaires

1 Bouger, bouger, bouger !

La Terre est stable et solide, mais pour éviter qu'elle vous immobilise et vous fige, un mantra clef : move your body ! Invitez des exercices physiques dynamiques 2 à 3 fois par semaine. Challengez vos limites, vous serez surprise de ce dont vous êtes capable. Et n'ayez pas peur de transpirer un peu ! Sautez sur un trampoline pour vous sentir plus légère ! Faites en sorte que cela soit FUN et éveille votre enfant intérieur !

2 Une alimentation qui réchauffe votre vie !

Bye-bye le sucre ou les féculents que vous adorez... et place aux aliments chauds et épicés. Laissez le gingembre devenir votre meilleur ami. Encore plus bénéfique si les repas sont partagés en famille ou avec des amis et agrémentés de rires et de chaleur humaine.

3 Mes amies les plantes

Privilégiez les tisanes dynamisantes et réchauffantes : le chai ou le gingembre.

4 2 huiles essentielles qui stimulent et allègent : le citron et le gingembre

- Le citron éveille l'optimisme et la confiance. Diffusez l'huile essentielle ou humez-la dans vos paumes de mains.
- Le gingembre allège le cœur et l'esprit, et nous libère des peurs ! Quelques gouttes mélangées à du sel de bain suffisent, ou bien vous pouvez mélanger 5 gouttes d'HE dans 100 ml d'huile végétale et masser le haut du ventre et la plante des pieds.

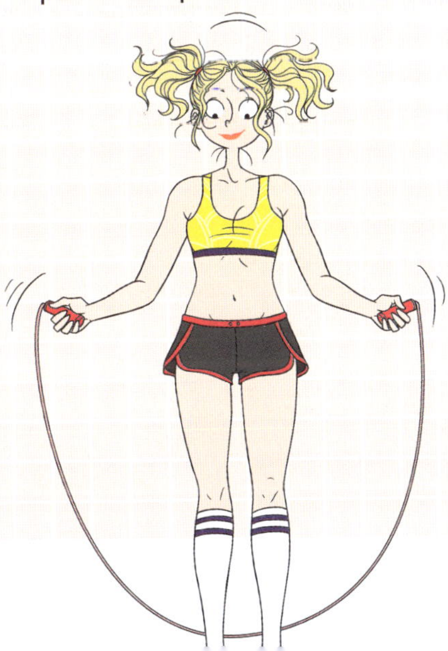

J'AI UN TEMPÉRAMENT ÉMOTION (ÉLÉMENT EAU)

On le sait, l'eau peut être douce, calme et paisible. Mais elle peut aussi être virulente quand elle se transforme en raz-de-marée, tranchante quand elle prend la forme de la glace. C'est pareil avec vos émotions, parfois vous avez l'impression de ressentir trop de choses, toujours à fleur de peau, vous ne savez pas toujours comment ne pas laisser vos émotions vous submerger. Plutôt de nature rêveuse et plus à l'aise dans votre monde imaginaire que dans la réalité, il n'est pas simple de garder les pieds sur terre. Cette séance va laisser circuler vos émotions et développer votre intuition.

Ma séance spéciale Eau

Le yoga va vous aider à faire circuler vos émotions pour en faire de véritables alliées. Vous apprendrez à en évacuer le surplus et à développer une relation intime avec elles. Eh oui, elles sont surtout là pour vous guider ! Le yoga permet de les accueillir pour les intégrer plus facilement. Il suffit d'apprendre leur langage. Il va vous aider aussi à vous connecter plus facilement à votre grande intuition.

Durée totale : 30 min
Quand ? Plutôt en fin de journée ou quand vous vous sentez submergée par les émotions ou déconnectée de vous-même
Comment ? En pratiquant cette séance telle que proposée ou en n'utilisant que la méditation ou la séquence de postures
Matériel : Un bloc ou un coussin

Ma méditation pour devenir intime avec mes émotions

Prenez une position assise confortable, en tailleur, les fesses surélevées sur un coussin pour que vos genoux soient plus bas que votre bassin.

Padma Mudra pour accueillir ses émotions

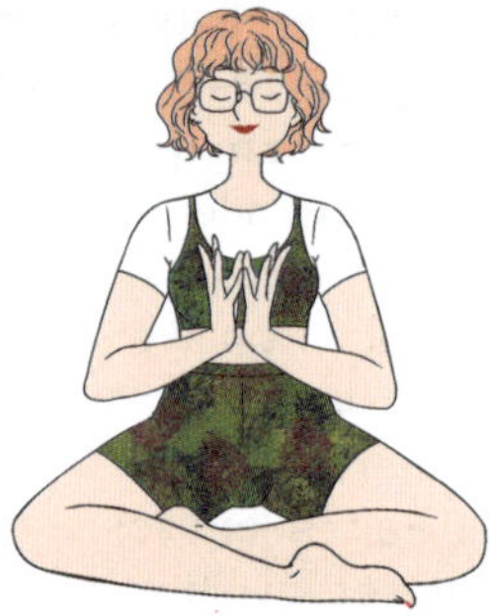

1. Placez les mains en forme de prière devant le cœur.
2. Maintenez le contact des poignets, des pouces et des petits doigts.
3. Ouvrez les autres doigts pour faire éclore votre fleur de lotus.
4. À l'inspiration, pressez les os des fesses sur le sol et allongez votre colonne vertébrale jusqu'au sommet du crâne.
5. À l'expiration, détendez les épaules vers l'arrière et vers le bas.
6. Prenez quelques respirations pour vous connecter à vos sensations.

Visualisation : ouvrir l'espace du cœur

1. Maintenez votre attention dans votre poitrine.
2. Ressentez comment, à chaque inspiration, les frontières de votre poitrine s'ouvrent un petit peu plus.
3. À chaque expiration, votre souffle chasse tout ce qui alourdit ou comprime votre cœur.
4. Visualisez cette fleur de lotus à l'intérieur de votre poitrine.
5. À chaque inspiration, la fleur s'ouvre.
6. À chaque expiration, elle se referme légèrement.
7. Laissez-vous bercer par ce mouvement pendant quelques minutes.

Devenir intime avec ses émotions

1. Demandez-vous quelle émotion est présente pour vous à cet instant.
2. À quel endroit vit-elle dans votre corps ? Est-ce qu'elle a une forme, une texture, une couleur ? Est-ce qu'elle vous fait penser à quelqu'un, à quelque chose ou à une situation ?
3. Devenez l'observatrice de cette émotion.
4. Puis, demandez-lui si elle a quelque chose à vous dire, un message à partager avec vous.

Répéter le mantra OM SHREEM pour accueillir les émotions

1. En gardant ce niveau de présence, répétez dans votre tête le mantra OM à chaque inspiration et le mantra SHREEM à chaque expiration, en visualisant que vous étirez le son tout autour de votre poitrine.
2. Répétez OM SHREEM pendant quelques minutes, à l'écoute de vos ressentis.

Respiration de la joie pour évacuer le surplus d'émotions

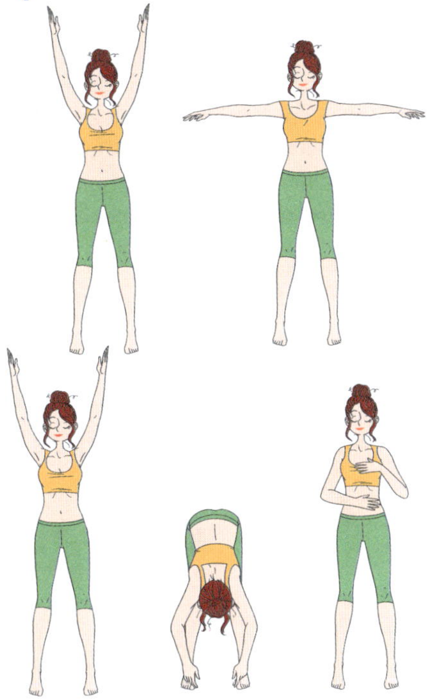

1. Debout, écartez les pieds plus larges que le bassin, genoux fléchis.
2. Vous allez inspirer en trois temps par le nez et expirer par la bouche avec le son HAAAA.
3. Première inspiration : les bras s'élèvent au-dessus de la tête.
4. Deuxième inspiration : les bras s'ouvrent en croix sur les côtés.
5. Troisième inspiration : à nouveau les bras vers le haut, expirez, fléchissez au niveau des hanches et laissez le buste se relâcher entre les jambes « HAAA ».
6. Répétez cette respiration 5 à 10 fois.
7. Puis déposez une main sur le bas du ventre, une main sur le haut de la poitrine.
8. Fermez les yeux si c'est agréable, et soyez à l'écoute de vos ressentis.

Ma séquence pour me connecter à mon intuition

Salutations à la Lune

Cette salutation est une variante de la salutation au Soleil. Référez-vous à la séquence Salutation au Soleil page 33 pour une description complète des postures.

1. Posture de la Montagne, les bras vers le ciel. Pince debout. Posture dos plat. Pince debout.

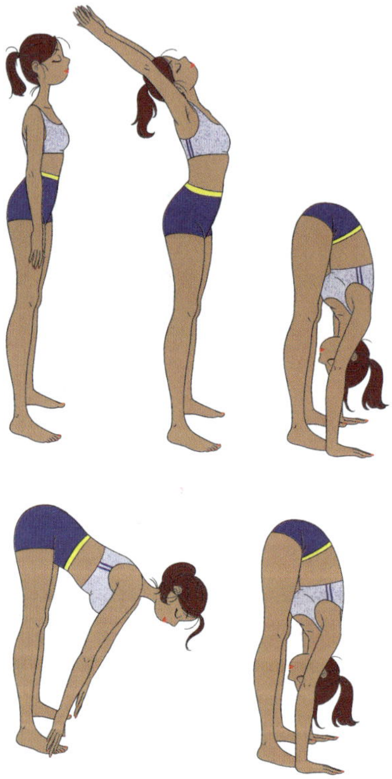

2. Fléchissez les jambes et déposez les mains sur le sol de part et d'autre de vos pieds. Reculez le pied droit loin à l'arrière du tapis, genou droit sur le sol. Inspirez, les bras s'élèvent vers le ciel. **Fente basse.**

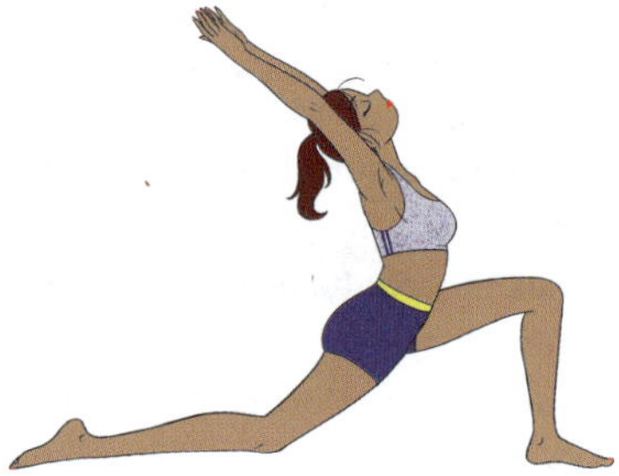

3. Expirez, posez les mains sur le sol et ramenez le genou gauche à côté du genou droit. Inspirez, creusez le dos. **Posture de la Vache.**

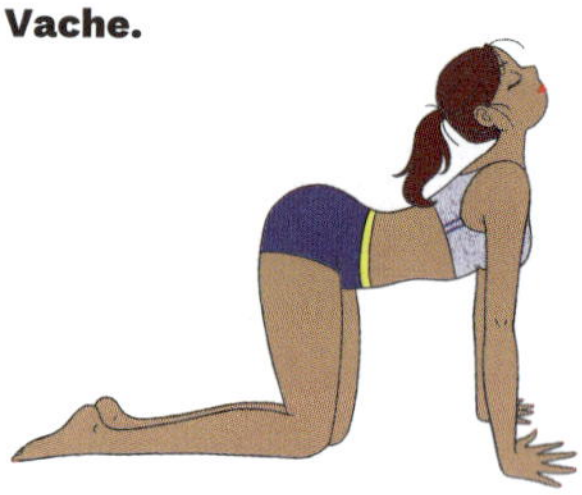

4. Expirez, fléchissez les coudes près des côtes et déposez le menton et la poitrine sur le sol. Inspirez, glissez dans votre **Cobra**. Expirez, **Chien tête en bas**.

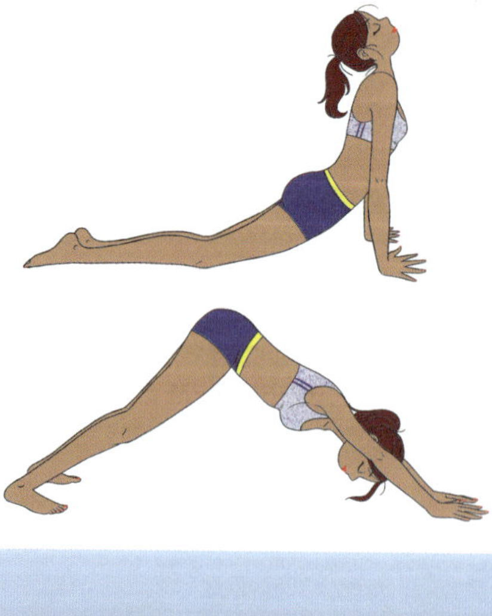

5. Inspirez, le pied droit s'élève dans le ciel derrière vous. Expirez, ramenez le pied droit entre les mains à l'avant du tapis. Genou gauche sur le sol, inspirez les bras s'élèvent, **fente basse**.

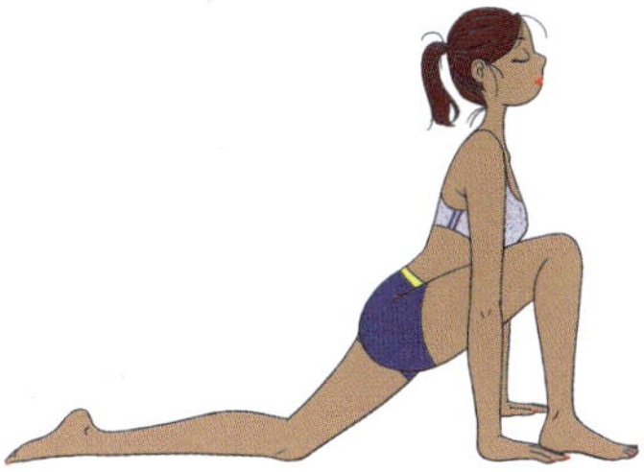

6. Expiration : les mains se déposent de part et d'autre du pied droit. Un grand pas avec le pied gauche à l'avant du tapis. **Pince debout.** Posture dos plat. Pince debout. Redressez-vous : les bras s'élèvent. Posture de la Montagne.

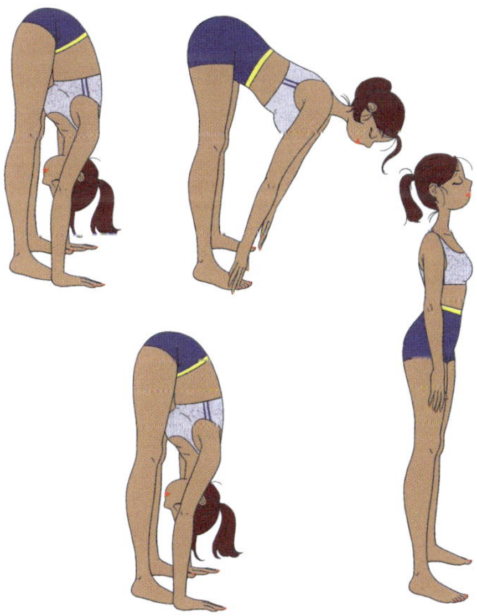

7. Recommencez en débutant le mouvement avec le pied gauche, pour faire une série complète.
8. Répétez cette série 1 à 3 fois, en liant mouvements et respiration.

Le Demi-pont avec le soutien d'un bloc ou d'un coussin.

Voir description page 52.

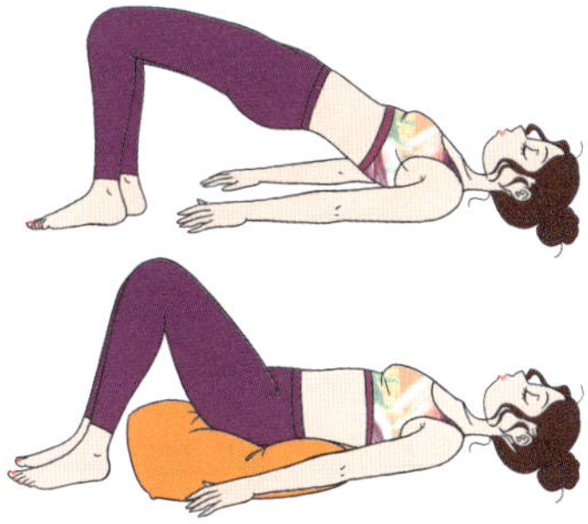

1. Une fois que vous avez soulevé les hanches, glissez un bloc ou un coussin au niveau du sacrum, l'os triangulaire à la base de la colonne vertébrale.
2. Restez ainsi pour 10 respirations.
3. Pour terminer, soulevez le bassin et retirez votre support, avant de déposer vertèbre par vertèbre sur le sol.

La posture du bébé heureux

Voir description page 44.

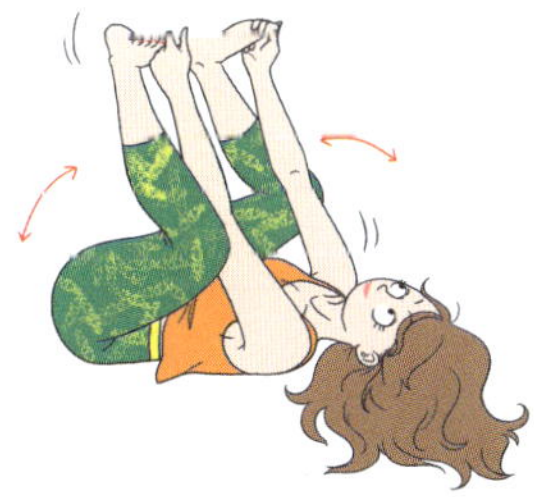

Flexion avant dans la Posture facile

Voir description page 43.

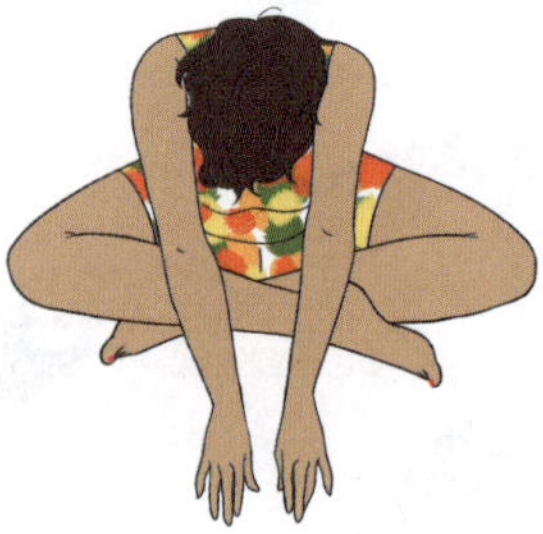

Faites en sorte de créer un appui pour votre front, soit à l'aide d'un coussin ou d'un bloc, soit en prenant appui sur vos coudes et déposez votre front dans vos mains.

Savasana

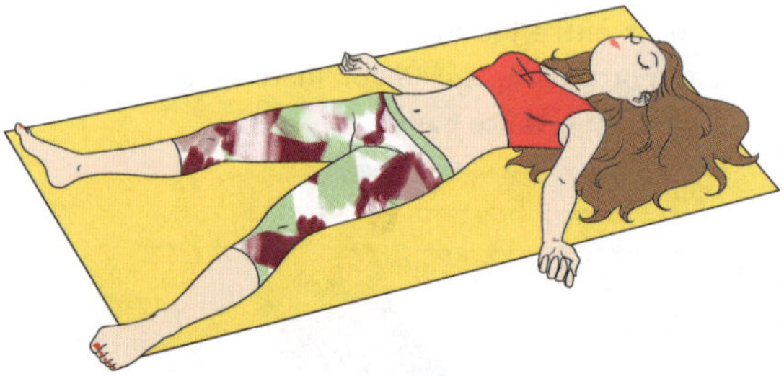

Les astuces lifestyle complémentaires

1 Connexion cœur à cœur !

C'est bien connu, l'eau a besoin de circuler, vos émotions aussi ! Il est important de ne pas vous renfermer dans votre coquille, et au contraire d'être sociable. Entourez-vous de friends bienveillants, au grand cœur, avec qui partager vos ressentis, vos rêves et vos aspirations, auprès de qui vous pourrez vous confier.

2 Une alimentation qui réchauffe !

On le sait : quand l'eau devient trop froide, elle se transforme en glace et aïe aïe aïe ! Privilégiez une alimentation chaude et roudoudou : soupes, ragoûts, porridge, curry, mais aussi des lattes tout doux.

3 Mes amies les plantes

Privilégiez les tisanes diurétiques comme le pissenlit ou l'ortie.

4 2 huiles essentielles qui apaisent les émotions et réchauffent le cœur : néroli et la rose de Damas.

Le néroli est connu pour apaiser les émotions et inviter la joie, en diffusion ou mélangé à de l'huile végétale pour utiliser en massage là où vous sentez que vous avez besoin de réconfort. Vous pouvez l'allier à l'huile de rose de Damas, qui aide à réchauffer le cœur.

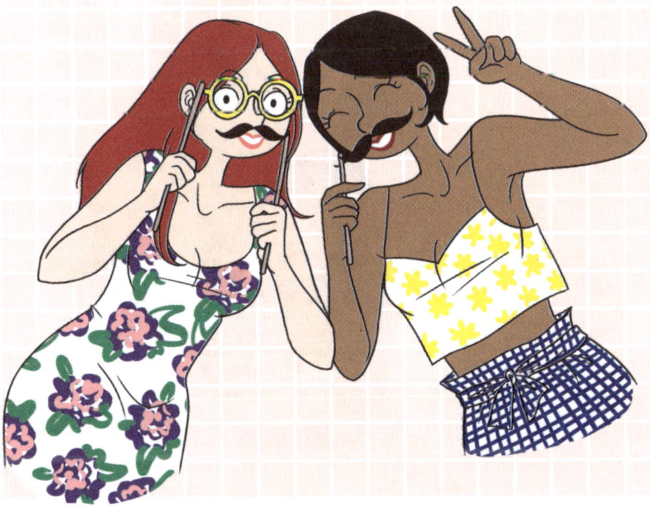

CHAPITRE 3

Mon astro-yoga pour avancer dans ma vie

Tous les 29,5 jours, la lune a rendez-vous avec le soleil. Oui les nouvelles lunes, c'est un peu le rendez-vous romantique des deux astres qui nous influencent le plus ! À peu près chaque mois, ils se retrouvent dans un des signes du zodiaque : Bélier puis Taureau puis Gémeaux… Qu'est-ce que cela veut dire ? Que la nouvelle lune ouvre une saison qui vous donne l'opportunité de travailler sur certains thèmes dans votre vie. Let's go !

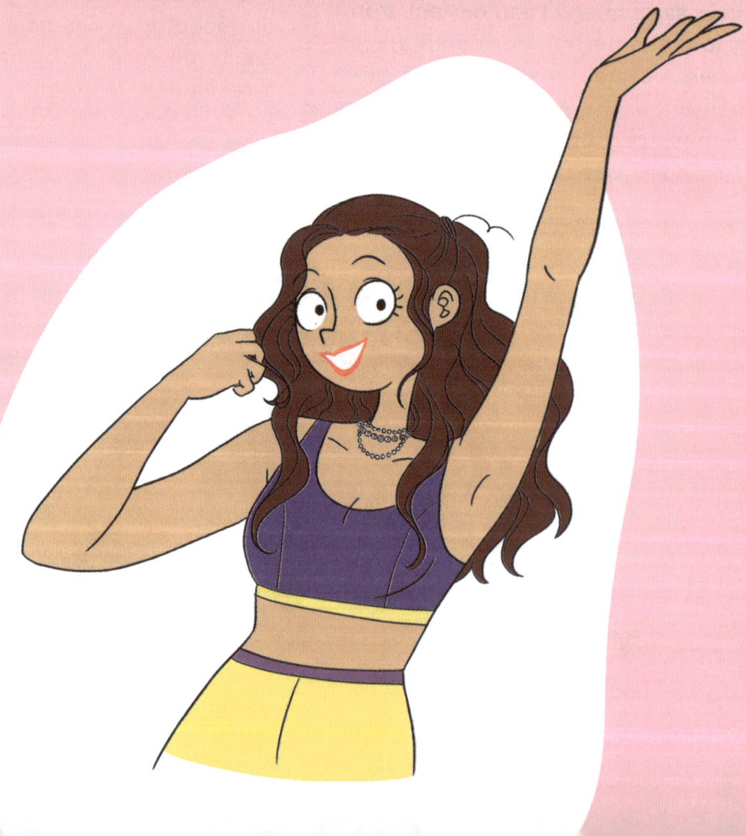

1 AN DE DÉVELOPPEMENT PERSONNEL AVEC LA LUNE

Souvenez-vous : les douze signes du zodiaque représentent les douze énergies primaires, les douze typologies de la personnalité humaine et aussi nos douze besoins psychologiques essentiels :

- Bélier, Taureau, Gémeaux et Cancer nous parlent de nous dans l'introspection.
- Lion, Vierge, Balance et Scorpion nous parlent de nos interactions avec les autres.
- Sagittaire, Capricorne, Verseau et Poissons nous aident à trouver notre place dans le monde.

Vous ne voyez toujours pas le rapport avec les nouvelles lunes ? On peut en fait booster son développement perso en s'alignant sur les courants cosmiques du moment. Concrètement ? Chaque nouvelle lune va vous donner un thème pour travailler sur vous tout au long de l'année !

Pourquoi booster son développement personnel avec la Lune ?

Suivre la Lune c'est se donner rendez-vous avec soi-même tous les mois, ce qui dans nos vies de superwomen n'est pas si simple... La suivre c'est accepter l'invitation d'explorer certaines facettes de soi-même et surtout avancer encore plus vite en surfant sur les courants cosmiques.

La Lune, pour rester équilibrée

Parce que la Lune a un impact direct sur nos émotions, chaque lunaison va aussi donner le ton d'une ambiance collective. Avez-vous remarqué comme certains mois, tout semble intense autour de vous ? D'autres mois, tout devient très sérieux ou super émotionnel ? Et puis parfois, nos énergies semblent super dispersées ou raplapla... et on n'arrive pas à avancer.
Bien comprendre les saisons lunaires va vous permettre d'anticiper et de vous adapter à ces changements d'énergie pour savoir comment en tirer profit tout en gardant votre équilibre !

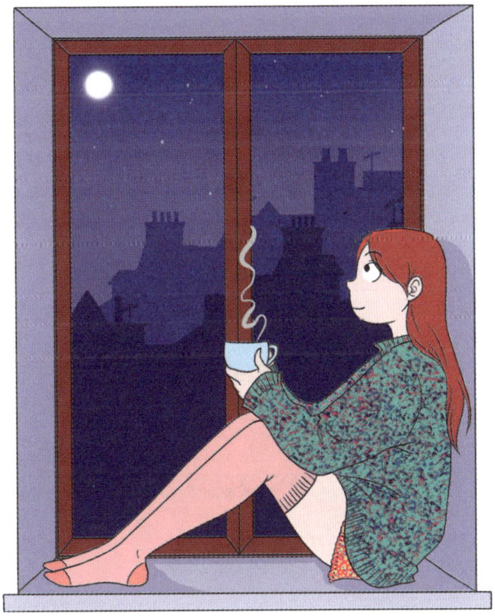

UNE AUTRE FAÇON DE NAVIGUER SUR LES ÉNERGIES LUNAIRES

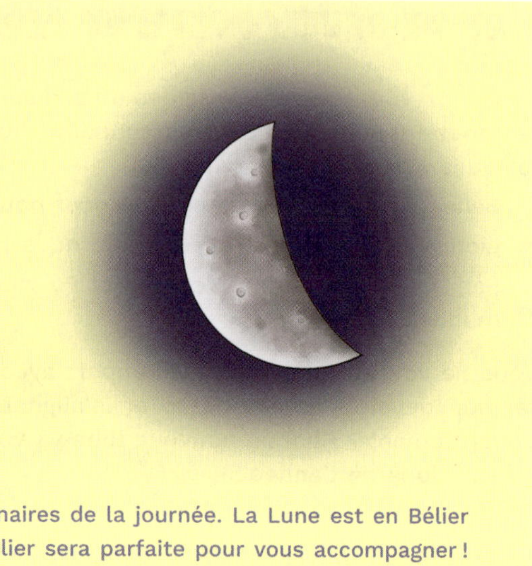

Nous avons vu que chaque nouvelle lune initie une ambiance dans laquelle nous baignerons pendant un mois. Mais saviez-vous que la Lune elle-même change de cycle astrologique tous les 2,5 jours environ ? En effet, elle parcourt, en un peu moins d'un mois, tous les signes astrologiques du zodiaque. Le signe dans lequel la Lune est chaque jour donne une humeur collective. Bonne nouvelle : vous pouvez aussi vous servir des pratiques de ce chapitre pour surfer sur les énergies lunaires de la journée. La Lune est en Bélier aujourd'hui ? La pratique de la lunaison du Bélier sera parfaite pour vous accompagner ! La Lune est en Cancer et vous vous sentez super émotionnelle, alliez la pratique de la lunaison en Cancer pour laisser circuler vos ressentis !

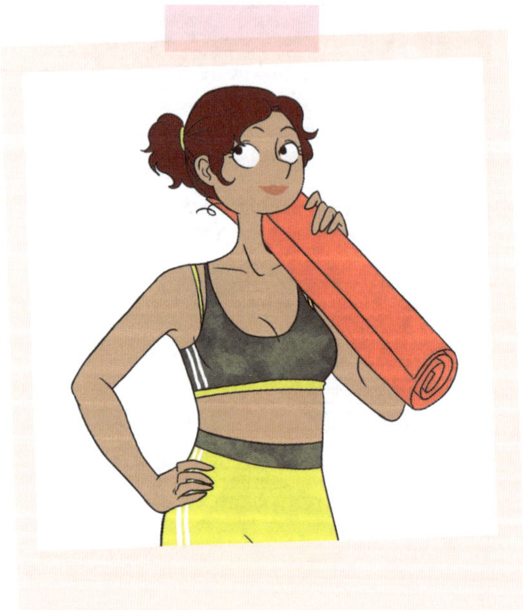

Comment le yoga va-t-il m'aider ?

Le yoga va vous offrir les outils pour surfer sur les courants cosmiques du moment ! En choisissant les séances adaptées chaque mois, vous allez pouvoir soutenir vos objectifs de développement personnel. Vous souhaitez enfin « oser » lancer les projets qui vous tiennent à cœur ce mois-ci, affirmer votre place ? Il y a une séquence de yoga juste pour cela ! Vous souhaitez inviter plus de paix et d'harmonie dans vos relations ? Il y a une séquence de yoga parfaite pour cela aussi.
Le yoga vous permet aussi de rester centrée et équilibrée toute l'année en contrebalançant les énergies du moment : garder les pieds sur terre quand tout s'agite autour, retrouver la stabilité au milieu du tumulte émotionnel... Pratiquer au rythme de la Lune est un peu un kit de survie disponible tout au long de l'année.

JE M'ANCRE

Pendant 4 mois de l'année, la Lune offre l'opportunité de se sentir mieux avec soi. Ces quatre premières lunaisons nous permettent de poser les fondations de notre développement personnel.

Lunaison en Bélier : je deviens la leader de ma vie

L'année astrologique commence avec le Bélier. C'est l'énergie initiatrice, la première à oser avancer sur un chemin. C'est aussi l'énergie guerrière de celle qui sait avancer sans crainte pour mettre en place les projets qui lui sont chers. Visualisez un bélier un instant : il sait foncer cornes en avant avec courage, certain qu'il écartera tous les obstacles sur son passage. On a toutes besoin d'une dose de cette énergie-là, non ?

Durée totale : 10 min de respiration et méditation + 30 min de pratique
Quand ? Idéalement 1 fois par semaine, plutôt en début de journée pour imprégner votre journée de l'énergie du Bélier
Comment ? En pratiquant cette séance telle quelle, en n'utilisant que la méditation ou en ajoutant d'autres postures au fil de vos humeurs

Méditation et respiration pour se connecter à l'énergie du Bélier

Prenez une position assise confortable, en tailleur, les fesses surélevées sur un coussin pour que vos genoux soient plus bas que votre bassin.

Vajrapradama Mudra pour cultiver la confiance inébranlable

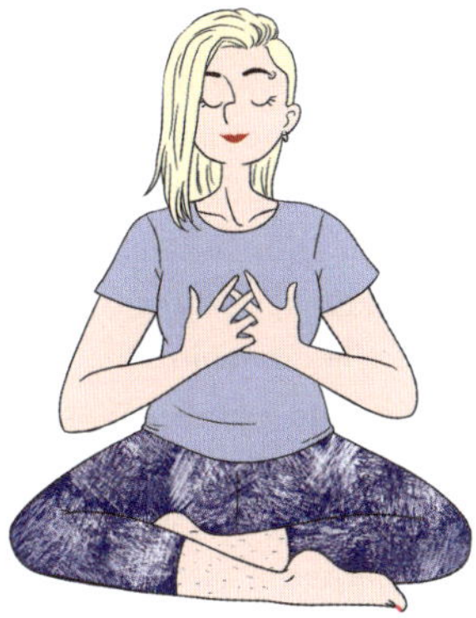

1. Mettez les mains paumes face à vous
2. Entrelacez les doigts ensemble phalange contre phalange, les pouces pointent droit vers le ciel, les index et les majeurs pointent légèrement vers le haut.
3. Déposez vos mains sur le haut de la poitrine, relâchez le poids des bras et des épaules.
4. À chaque inspiration, sentez la poitrine qui se gonfle légèrement sous vos mains et vous remplit de confiance et de courage.
5. À chaque expiration, relâchez les craintes et les doutes.
6. Prenez une dizaine de respirations.

Planter la graine de vos projets

1. Gardez le Mudra si c'est confortable, ou relâchez les mains sur les cuisses.
2. Laissez votre attention voyager jusqu'à votre poitrine, l'espace du cœur. Connectez-vous à un désir profond qui y habite : qu'est-ce que vous avez envie d'engager dans votre vie (travailler autour du même désir, tout au long du mois) ?
3. Visualisez ce désir comme une petite graine que vous venez planter dans votre jardin intérieur, quelque part dans votre ventre, bien au chaud.
4. Chaque respiration vient nourrir cette petite graine, lui apportant tous les nutriments dont elle a besoin.
5. Prenez quelques respirations en nourrissant la petite graine de courage et visualisez-la grandir en jeune pousse ayant la force de percer la terre.
6. Prenez quelques respirations en la nourrissant de confiance et visualisez-la grandir un peu plus, consciente de sa force et de ses capacités.
7. Continuez ainsi pendant quelques minutes en la nourrissant de tout ce dont vous avez besoin pour manifester ce désir, ce projet dans votre vie.
8. Vous vous détendez un peu plus, ressentant que tout ce dont vous avez besoin est déjà là.

Éveillez la force initiatrice avec Kapalabati

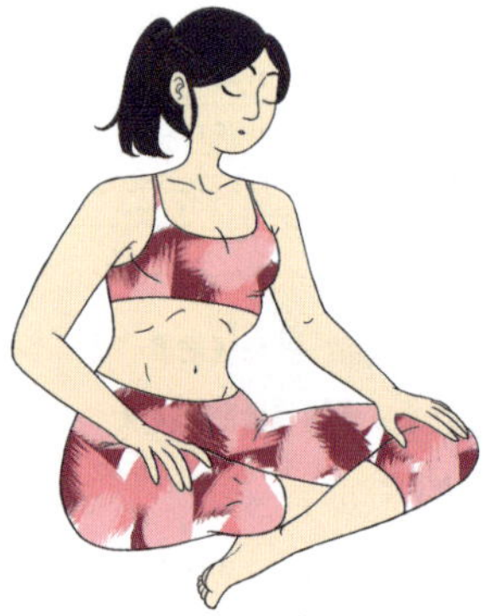

1. Inspirez et expirez par le nez (ou par la bouche si le nez est bouché).
2. L'expiration est courte et active : il s'agit de pomper le nombril vers la colonne vertébrale en expulsant l'air. À réaliser avec douceur : si vous sentez que vos épaules et votre tête bougent, c'est que vous pompez trop fort.
3. L'inspiration est passive : laissez-la revenir par elle-même.
4. Si cette respiration est nouvelle pour vous, commencez avec un rythme lent d'une dizaine de respirations. Avec le temps, vous pouvez accélérer un petit peu le rythme de la respiration et tenir plus longtemps, jusqu'à 1 minute.

Remplacez par la respiration Ujjayi (voir p. 41), si vous venez de manger, êtes enceinte, portez un stérilet, êtes menstruée ou en post-partum. À éviter également en cas de tension trop basse ou trop haute, de prolapsus, de problème aux yeux ou de forte anxiété.

Séquence du Feu de la guerrière

Salutation de la guerrière

Rappelez-vous, laissez la respiration dicter le mouvement dans vos salutations :

1. Installez-vous debout, pieds largeur du tapis et parallèles, mains en Vajrapradama Mudra (voir p. 63). Prenez quelques respirations naturelles. Reconnectez-vous à la confiance et au courage qui vous habitent.

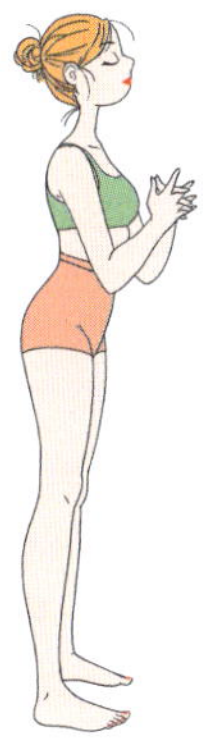

2. Détachez les mains et placez-les en forme de prière devant le cœur. Débutez une inspiration puis levez les bras vers le ciel, paumes de main toujours ensemble, en vous grandissant.

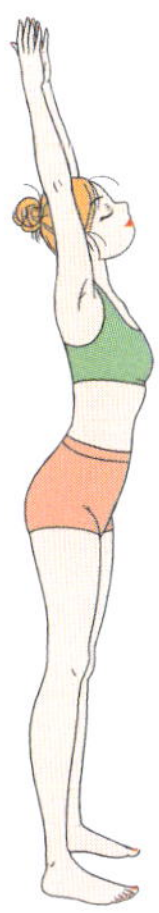

3. Commencez à expirer, fléchissez les genoux et asseyez-vous dans une chaise imaginaire, cuisses parallèles au sol, main en forme de prière devant le cœur.

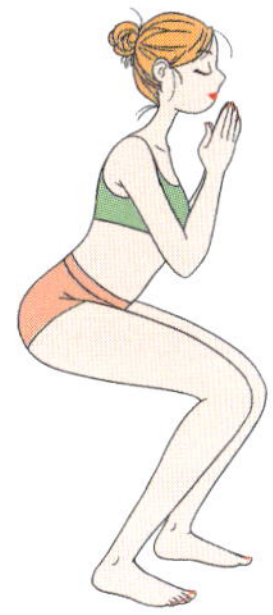

4. Inspirez dans votre puissance, puis expirez, ancrez les mains à plat sur le sol sous vos épaules. Bras tendus, reculez le pied droit loin à l'arrière du tapis.

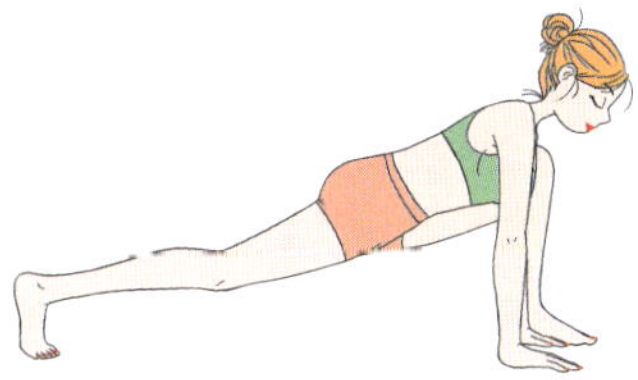

5. Inspirez, jambe droite tendue et forte, laissez le bassin descendre légèrement, ouvrez la poitrine et regardez devant.

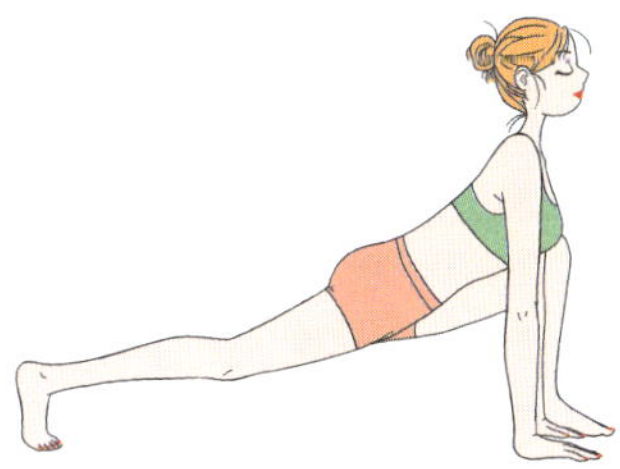

6. Expirez, pied gauche à l'arrière du tapis. Planche.

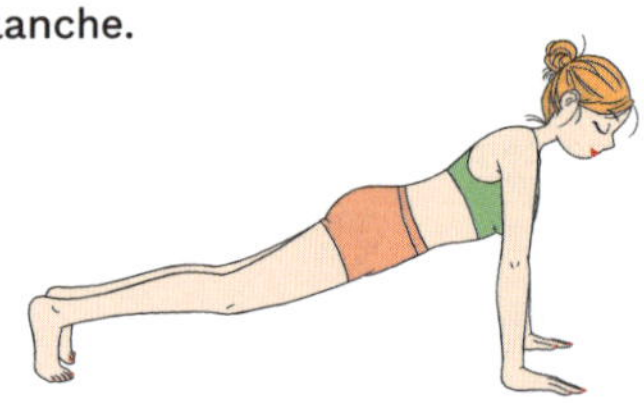

7. Inspirez dans la planche. Expirez, fléchissez les coudes près des côtes jusqu'à déposer le ventre, la poitrine et le front sur le tapis.

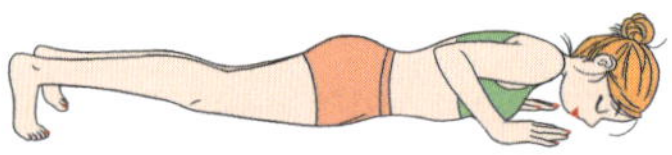

8. Pointez les orteils derrière vous, pressez les ongles des orteils sur le sol. Inspirez, poussez légèrement dans les mains pour ouvrir la poitrine et la gorge, les épaules descendent dans le dos. Cobra.

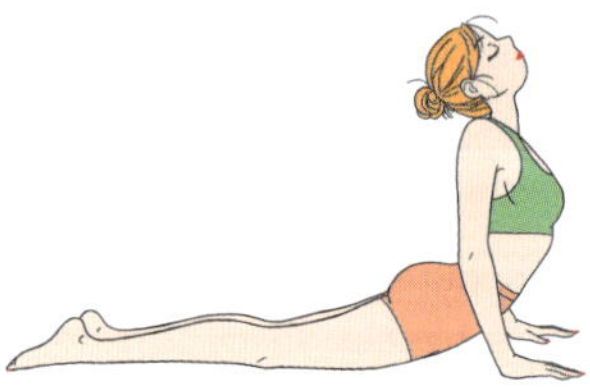

9. Expirez, pressez dans les mains, remontez le bassin vers l'arrière et vers le ciel pour trouver votre Chien tête en bas.

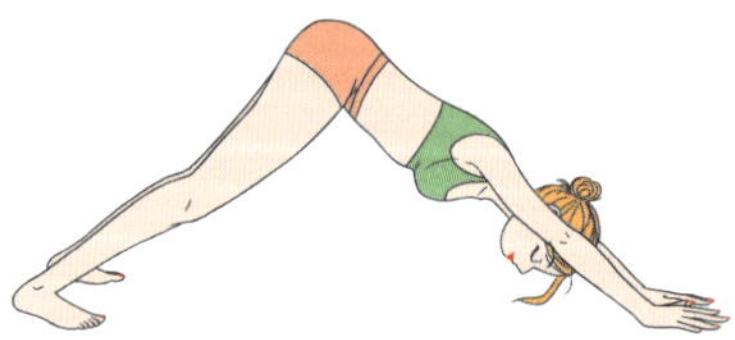

10. Inspirez, montez haut sur les orteils et regardez entre les mains. Expirez, déposez le pied droit à l'extérieur de la main droite.

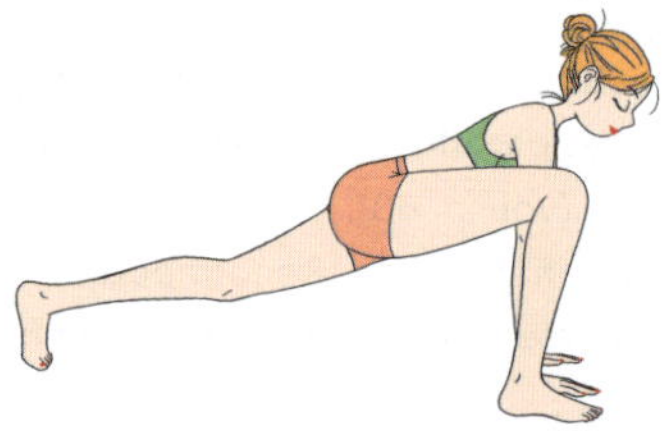

11. Inspirez, jambe gauche tendue et forte, laissez le bassin descendre légèrement, ouvrez la poitrine et regardez devant.

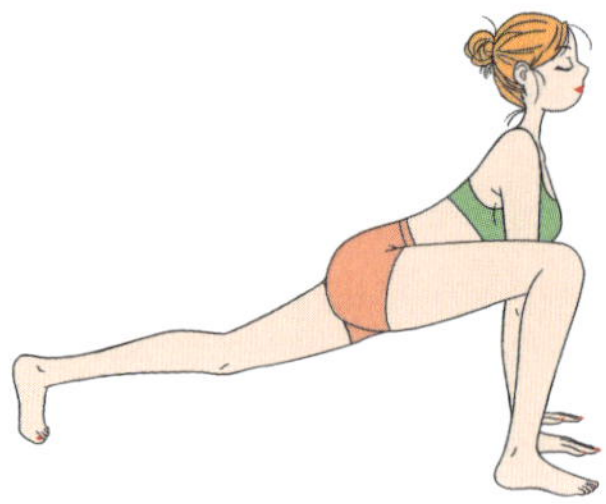

12. Expirez, pied gauche à l'extérieur de la main, descendez les fesses à la hauteur des genoux.

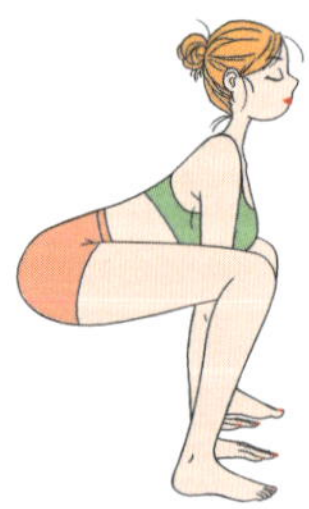

13. Inspirez, les mains viennent en forme de prière devant le cœur ou les bras se tendent devant, parallèles au sol.

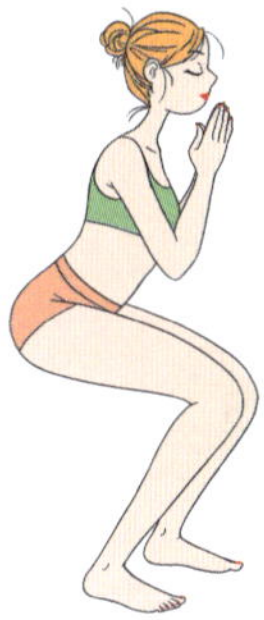

14. Expirez, poussez dans vos pieds pour vous redresser debout, mains en prière devant le cœur.

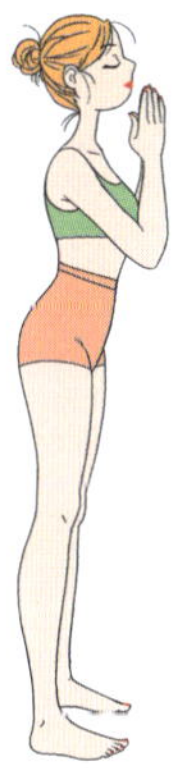

15. Répétez la même séquence en commençant le mouvement avec le pied gauche (le pied droit recule derrière la chaise, le pied gauche avance après en Chien tête en bas).
16. Répétez la séquence complète 2 ou 3 fois, en vous laissant guider par votre respiration, en sentant votre feu de guerrière s'éveiller et se renforcer.

Flow Éveil du feu du Guerrier (p. 50)

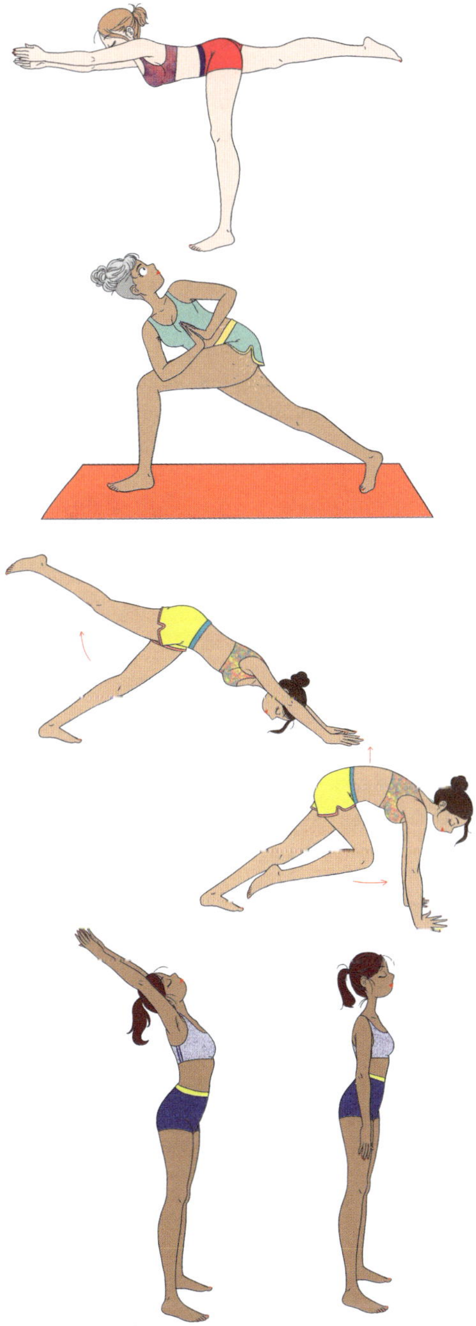

Défi pour cultiver l'endurance et le courage

Pour finir la partie active de la pratique, un petit défi endurance pour que vous découvriez la force et le courage qui sommeillent en vous. Vous pouvez pratiquer ce défi progressivement tout au long du mois. Dès que vous maîtrisez une étape de l'exercice, explorez la suivante.

Étape 1

Installez-vous en planche : les bras tendus, les épaules au-dessus des poignets, bouts des doigts pressant sur le sol. Bassin à la même hauteur que les épaules, haut du dos rond, nombril absorbé vers la colonne. **Restez 30 secondes.**

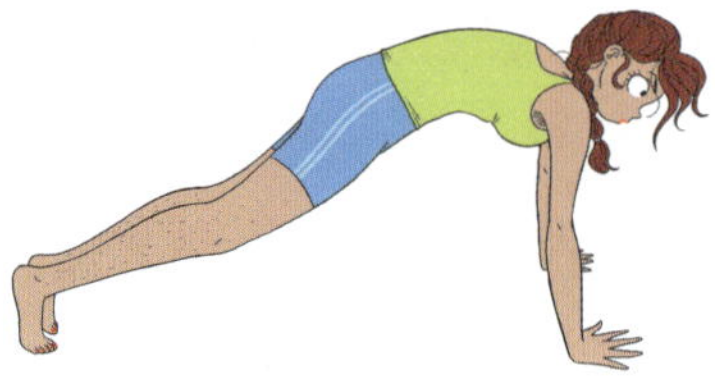

> **Options :**

- Déposez les genoux sur le sol si c'est trop intense,
- Déposez les avant-bras sur le sol si les poignets sont sensibles.

Étape 2

Même exercice. **Restez 1 minute.**

Étape 3

Depuis la planche, jambes tendues, soulevez le pied droit et ramenez la jambe parallèle au sol. Restez en équilibre **pendant 30 secondes**, puis changez de jambe.

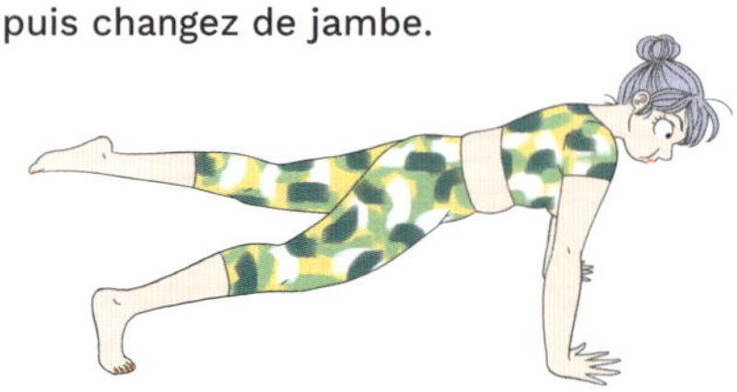

Posture de l'Enfant (p. 43)

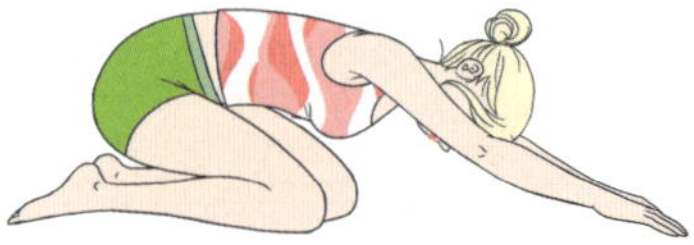

Flexion avant dans la Posture facile (p. 43)

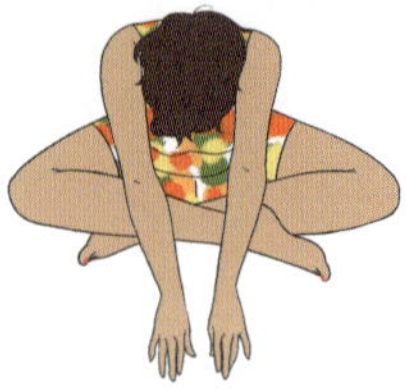

Torsions en ouverture de hanches (p. 45)

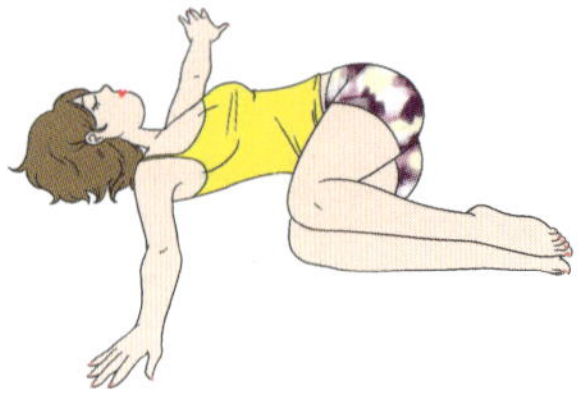

Savasana

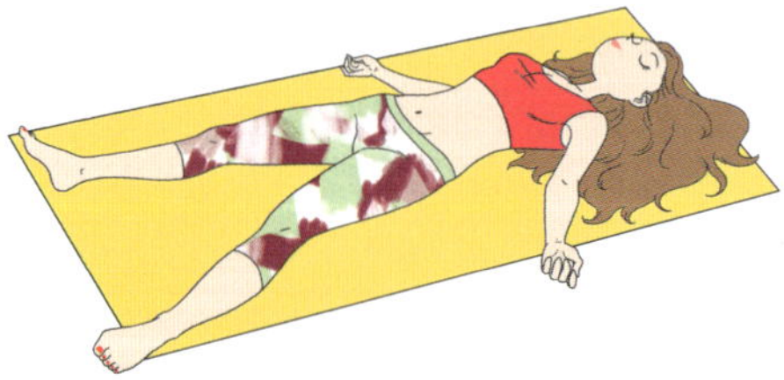

Lunaison en Taureau : j'accueille l'abondance

Nous arrivons maintenant dans la lunaison du Taureau. Après avoir vécu ce nouvel élan avec force et énergie, nous sommes appelées à ralentir. Connectées à l'énergie de la bâtisseuse, nous prenons le temps de consolider tout ce qu'on a mis en place dans la saison du Bélier. Ici, on construit pour durer en établissant de solides fondations. La saison du Taureau vous invite aussi à ralentir pour vous reconnecter à votre corps et au plaisir des sens. Alors, pourquoi ne pas programmer une escapade au spa, une retraite, un bon restaurant ou encore un massage ?

Durée totale : 10 min de centrage + 30 min de pratique
Quand ? Idéalement 1 fois par semaine, en début ou en fin de journée pour infuser votre journée de l'énergie du Bélier
Comment ? En pratiquant cette séance telle quelle, en n'utilisant que la méditation ou en ajoutant d'autres postures au fil de vos humeurs
Matériel : Des coussins, 2 blocs ou une sangle

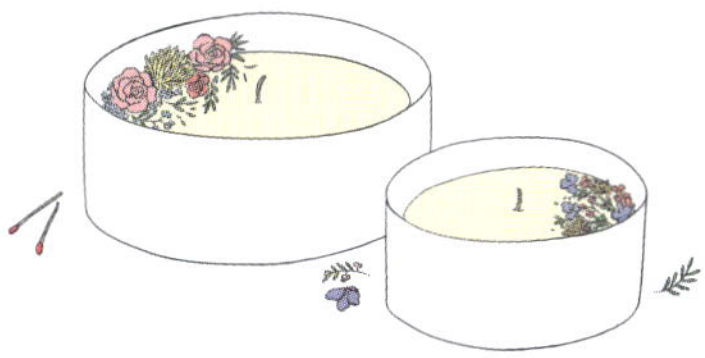

Méditation et respiration pour vous connecter à l'énergie du Taureau

Prenez une position assise confortable en tailleur, les fesses surélevées sur un coussin pour que vos genoux soient plus bas que votre bassin.

Bhumi Mudra pour cultiver l'ancrage dans le corps

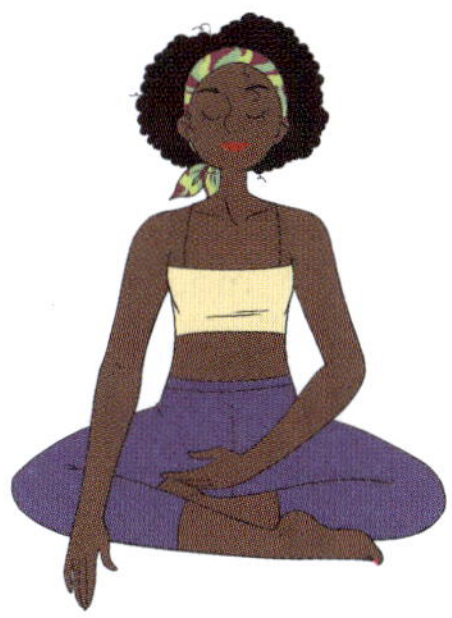

1. Déposez le bout des doigts de la main droite sur le sol devant ou à côté de vous.
2. La main gauche repose sur vos jambes, juste devant le bas du ventre, paume de main vers le haut.
3. À chaque inspiration, imaginez que vous recevez l'air dans la paume de votre main gauche et qu'il remplit votre bas-ventre.
4. À chaque expiration, imaginez un courant qui descend le long de votre bras jusqu'à la terre, au-delà des bouts de vos doigts.

Respiration : ralentir et cultiver le calme

1. Gardez le Mudra aussi longtemps que confortable.
2. À chaque inspiration, pensez : « J'accueille plus de douceur et de plaisir dans ma vie. »

3. Allongez chaque expiration en pensant : « Je ralentis. »
4. Répétez une dizaine de cycles de respiration.
5. Puis commencez à ralentir la durée de vos expirations. Vous pouvez vous aider en comptant :
   a. Commencez en inspirant en 4 temps, puis expirez en 6 temps ;
   b. Au fil des séances, quand vous serez à l'aise, prenez 4 temps pour inspirer et 8 temps pour expirer.

   Respirez à ce rythme pendant au moins 2-3 minutes. À mesure que vous respirez, observez que tout ralentit en vous. Progressivement, l'agitation se dissipe, tout s'apaise et ralentit.
6. Relâchez la respiration.

Méditation pour se connecter à son essentiel

1. Vous venez de créer un espace de calme, comme si tout, autour de vous, s'était mis en pause, en arrêt sur image. Il n'y a rien à faire, nulle part où aller. Vous pouvez observer ce qui est présent, prendre du recul sur le tourbillon de votre vie.
2. Demandez-vous : qu'est-ce qui est important, essentiel ? Quelles sont les fondations de mon bien-être ? Où est-ce que je souhaite concentrer mon énergie ? Quelles fondations solides ai-je envie de construire pour créer ce bien-être dans ma vie ?

Séquence reconnexion à soi

Salutation au Soleil (p. 33)

Répétez 2 ou 3 fois avec la plus grande lenteur.

Posture de l'Enfant

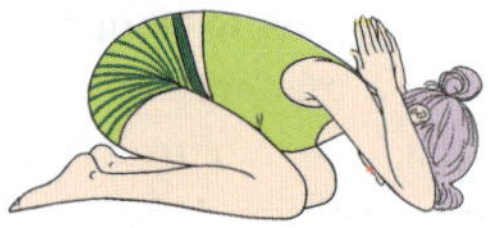

1. Étirez les bras loin devant vous, paumes de mains ensemble. Repliez les bras pour ramener les mains en forme de prière au-dessus de la tête.
2. Laissez votre respiration ralentir. Restez ici 2 à 3 minutes en prenant conscience que votre corps est sacré, qu'il est le véhicule qui vous accompagne au jour le jour, toujours à vos côtés.

Mouvement libre en Posture facile

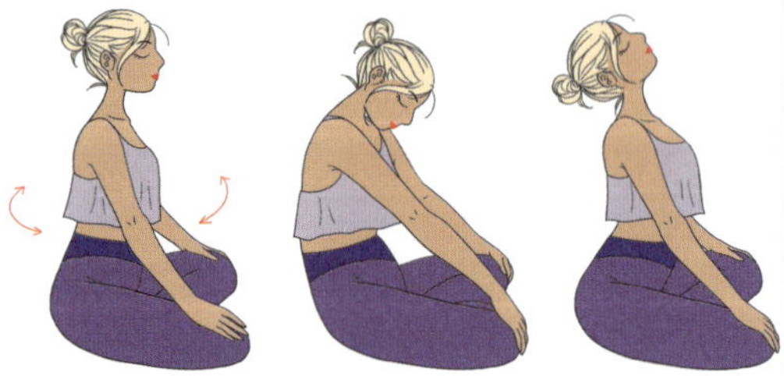

1. Asseyez-vous en Posture facile (voir p. 43), mains sur les genoux.
2. Connectez-vous à votre bassin, la fondation de votre corps sur le sol. Sentez à quel point elle est solide et soutient le poids de votre corps.
3. Invitez des mouvements du buste. Explorez vers l'avant, vers l'arrière, sur les côtés, en linéaire ou en créant des cercles. Qu'est-ce qui est agréable ? Qu'est-ce qui fait du bien à mon corps ?

4. Au bout d'une minute, changez le croisement des jambes et continuez.

Papillon assis (p. 44)

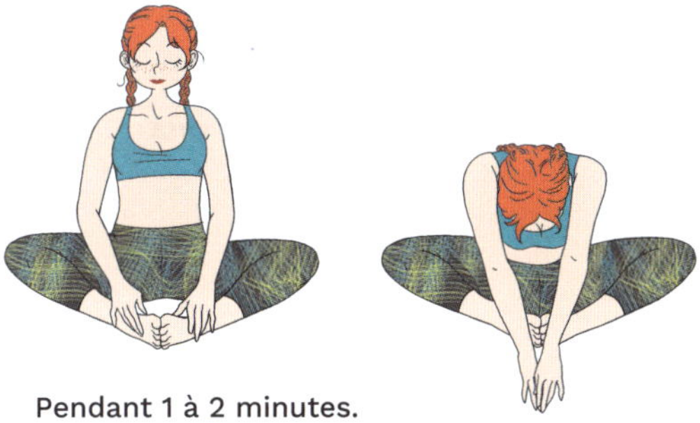

Pendant 1 à 2 minutes.

Posture genou – tête

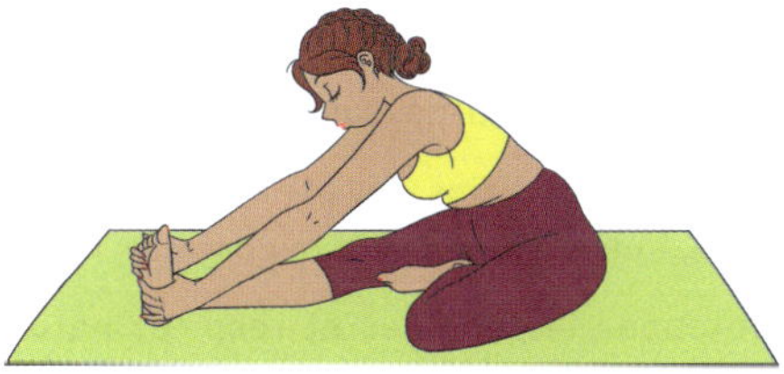

1. Tendez la jambe droite devant vous et placez la plante du pied gauche dans l'aine droite. Laissez le genou gauche aller vers le sol. Si le genou reste soulevé, placez un coussin dessous.
2. Si le bas du dos est arrondi ici, glisser une couverture sous vos fessiers.
3. Sur une inspiration, soulevez les bras vers le ciel. Expirez, pivotez en direction de votre pied droit et déposez les mains quelque part sur votre jambe droite.
4. Restez 2 à 3 minutes avant de changer de jambe.
5. Revenez sur une inspiration et répétez de l'autre côté.

Papillon allongé avec ouverture du cœur

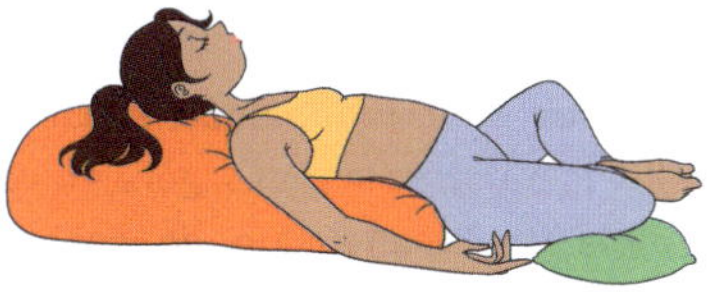

1. Installez un ou deux coussins dans la longueur de votre tapis.
2. Allongez-vous de façon à surélever la tête et le haut du dos (le coussin ne doit pas presser dans le bas du dos).
3. Déplacez les pieds ensemble sur le sol et laissez les jambes s'ouvrir dans la posture du Papillon. Il est préférable de soutenir le poids des jambes : soit en glissant des coussins ou des blocs à l'extérieur des cuisses, soit en glissant une sangle ou une écharpe comme une boucle autour des cuisses.
4. Restez pendant 3 à 5 minutes.
5. Prenez conscience que ce temps est pour vous, pour prendre soin de vous. Et qu'il est essentiel.

Savasana

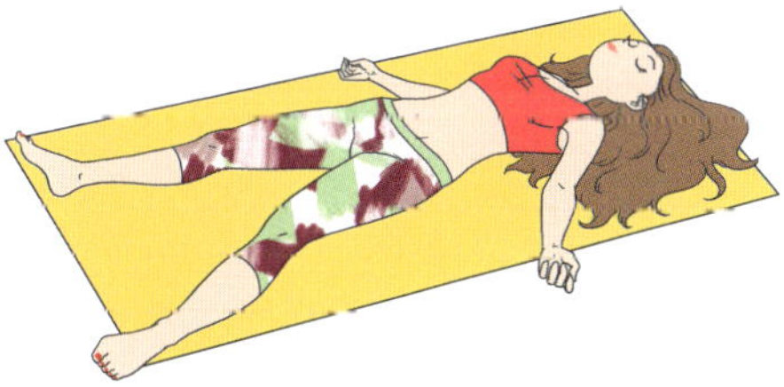

Tendez les jambes sur le sol, le buste toujours surélevé ou retirez les coussins pour vous allonger à plat sur le sol.

Lunaison en Gémeaux : j'exprime ma voix

Bienvenue dans la lunaison en Gémeaux qui éveille la muse et la messagère en vous. C'est le mois de l'expression de soi ! Comment exprimez-vous qui vous êtes ? Exprimez aussi au monde tout ce que vous avez découvert dans le cycle du Taureau. La clef est de rester ouverte, curieuse et d'explorer avec humour et légèreté ce renouveau dans la manière dont vous vous présentez au monde.

Durée totale : 10 min de centrage + 30 min de pratique
Quand ? Idéalement 1 fois par semaine, en début ou en fin de journée pour infuser votre journée de l'énergie du Bélier
Comment ? En pratiquant cette séance telle quelle, en n'utilisant que la méditation ou en ajoutant d'autres postures au fil de vos humeurs
Suggestion : Préparer une musique entraînante et inspirante avec peu ou pas de paroles

Méditation et respiration pour vous connecter à l'énergie des Gémeaux

Asseyez-vous confortablement, en tailleur, les fesses surélevées sur un coussin pour que vos genoux soient plus bas que votre bassin.

Kali Mudra pour purifier votre voix

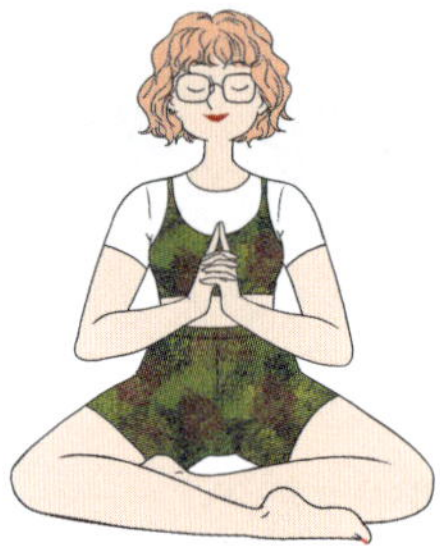

1. Entrelacez tous les doigts sauf les index, pouce gauche au-dessus du pouce droit.
2. Déposez les mains devant l'os de la poitrine, index pointés vers la gorge.
3. Détendez les épaules et respirez naturellement, en sentant progressivement la respiration prendre plus d'espace sous vos clavicules et dans la gorge.
4. À chaque expiration, la gorge se relâche et se détend un petit peu plus.

Respiration pour ouvrir le canal de votre expression

1. Gardez le Mudra aussi longtemps que c'est confortable.
2. Visualisez que chaque respiration est comme une caresse qui vient apaiser votre gorge et dissoudre les tensions accumulées.
3. Commencez ce processus de purification de tous les blocages qui vous empêchent de vous exprimer pleinement, de tout ce qui vous resserre physiquement la gorge, qui rend votre voix petite, de tout ce qui entretient vos peurs d'exprimer celle que vous êtes.

4. D'abord à l'aide de votre respiration naturelle, en visualisant qu'à chaque respiration vous créez de l'espace, libérez le canal de votre expression.

Mantra pour libérer tous les blocages

1. Puis inspirez par le nez et expirez par la bouche en chantant le mantra HAM, en vous concentrant sur la vibration que vous créez dans votre gorge.
2. Laissez cette vibration agir comme un massage qui vient dissoudre tous les blocages, tous les nœuds dans votre gorge.
3. Répétez pendant 5 minutes, puis laissez-vous baigner dans le silence, toujours avec votre attention dans la gorge. Simplement, ressentez.

Une séquence pour éveiller la Muse

Mouvements intuitifs à quatre pattes

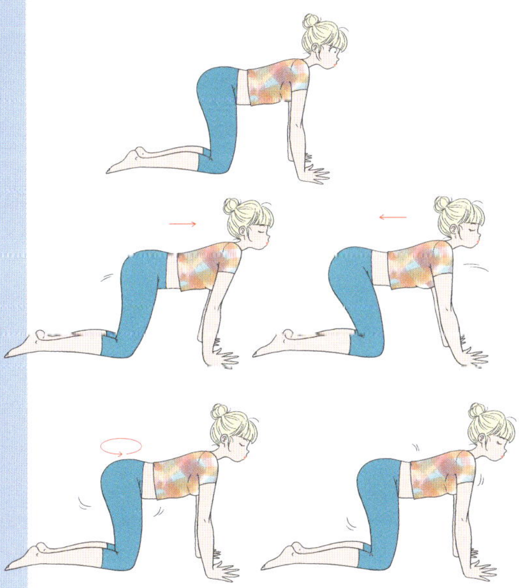

1. Commencez avec des mouvements intuitifs à quatre pattes (voir p. 41). Laissez-vous guider par votre muse intérieure, laissez-la guider les mouvements, explorer l'espace.
2. De quelle manière vous pouvez exprimer avec les mouvements de votre corps ce que vous ressentez maintenant ? Explorez pendant plusieurs minutes.

Posture du Cœur aimant (p. 43)

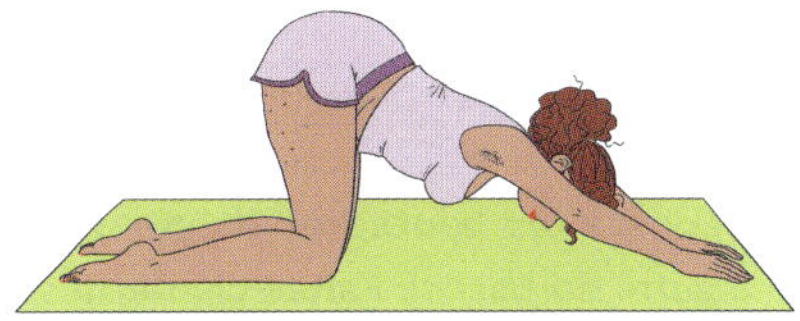

Libérer les tensions de la nuque et la gorge

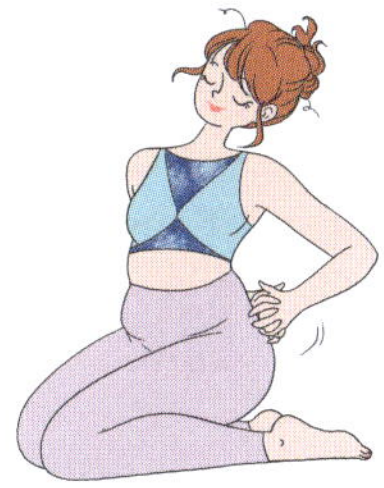

1. Restez assise sur les talons, les jambes et les genoux ensemble OU glissez un bloc ou un coussin entre les talons si c'est plus confortable.
2. Ramenez les mains dans le dos, entrelacez les mains et venez glisser les mains entrelacées dans le petit creux de la taille, à gauche.
3. Relâchez la tête sur la gauche, l'oreille gauche vers l'épaule gauche. La tête toujours relâchée à gauche, commencez à bouger le menton. Ouvrez puis fermez la gorge, explorez vers le haut et vers le bas.
4. Prenez quelques respirations, puis changez de sens : les mains entrelacées se glissent dans le creux de la taille à droite et l'oreille droite se relâche vers l'épaule droite. Commencez l'exploration avec le menton.
5. Redressez la tête, libérez les mains.

Posture du Chameau assis

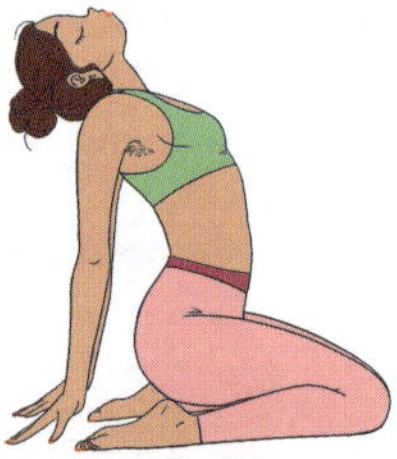

1. Déposez les bouts des doigts de part et d'autre du bassin. Faites pivoter les doigts vers l'extérieur puis vers l'arrière. Pressez légèrement dans les bouts des doigts et pressez les épaules l'une vers l'autre dans le dos.
2. À l'inspiration, gonflez la poitrine et soulevez le menton. Détendez la mâchoire et prenez 5 respirations dans cette ouverture de la gorge.
3. Relâchez la posture.

Bougez, guidée par la muse

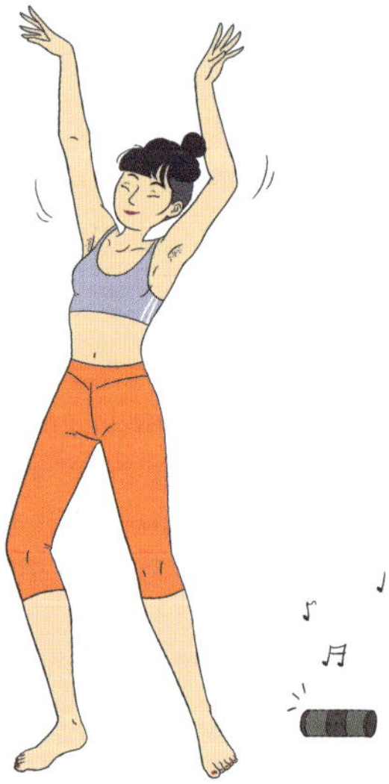

1. Mettez une musique qui vous inspire en ce moment (si possible avec peu ou pas de paroles).
2. Exprimez-vous au rythme de la musique, depuis votre position assise, proche du sol ou debout. Ne vous souciez pas de ce à quoi cela ressemble, laissez les mouvements naître de l'intérieur, comme une expression de ce qui vous habite aujourd'hui. Soyez patiente avec vous-même si au début c'est difficile de bouger librement, cela deviendra plus aisé avec le temps.
3. Bougez ainsi pendant au moins 5 minutes, en trouvant progressivement votre chemin vers le sol.

Savasana

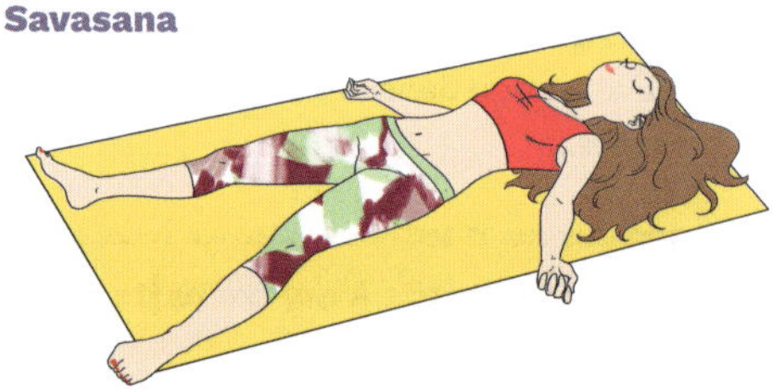

Quand vous sentez que vous êtes prête à retrouver l'immobilité, trouvez Savasana.

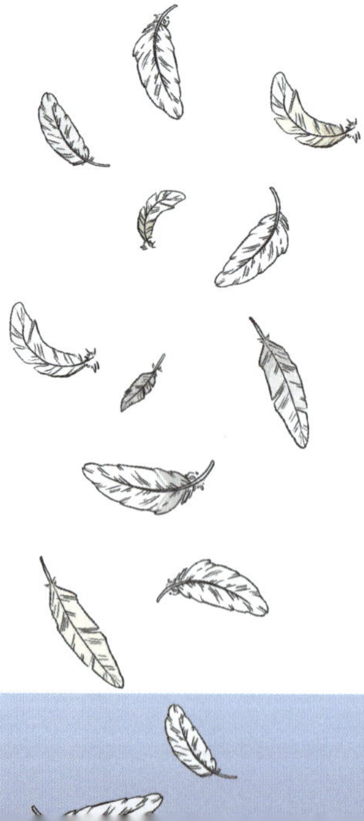

Lunaison en Cancer : j'ouvre mon cœur

La saison du Cancer nous tourne davantage vers l'autre et en particulier vers ceux que l'on aime. Le Cancer nous pose la question de l'équilibre entre ce désir ardent de prendre soin de ceux que l'on aime et cette tendance à oublier de prendre soin de soi en chemin. Il nous parle de l'importance de prioriser nos besoins. La saison du Cancer est par nature très émotionnelle et nous confronte à la manière dont nous vivons ou interagissons avec nos émotions. Toutes les émotions vont être amplifiées ce mois-ci, comme une invitation à créer plus d'intimité avec nos émotions et faire d'elles des alliées précieuses.

Durée totale : 10 min de centrage + 30 min de pratique
Quand ? Idéalement 1 par semaine, en début ou en fin de journée pour infuser votre journée de l'énergie du Cancer
Comment ? En pratiquant cette séance telle quelle, en n'utilisant que la méditation ou en ajoutant d'autres postures au fil de vos humeurs
Suggestion : Alternez avec la pratique du tempérament Eau pour accueillir vos émotions, préparez une musique entraînante et inspirante avec peu ou pas de paroles

Méditation et respiration pour vous connecter à l'énergie du Cancer

Commencez votre pratique debout, les pieds plus larges que le bassin.

Respiration de la joie pour évacuer le surplus d'émotions (p. 55)

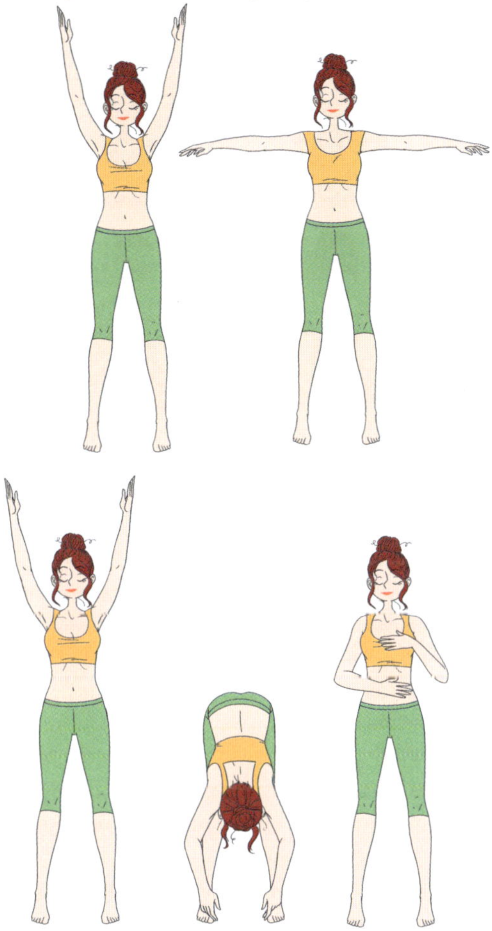

1. Répétez cette respiration 5 à 10 fois.
2. Puis déposez une main sur le bas du ventre, une main sur le haut de la poitrine.
3. Fermez les yeux si c'est agréable, et soyez à l'écoute de ce qui est présent en vous.

Puis prenez une position assise confortable, en tailleur, les fesses surélevées sur un coussin pour que vos genoux soient plus bas que votre bassin.

Donner et recevoir avec le Mudra de la roue

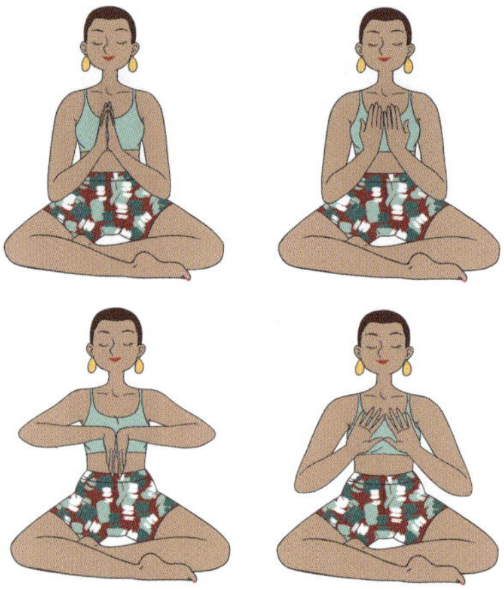

1. Déposez les mains l'une sur l'autre au centre de la poitrine.
2. Prenez quelques respirations sous les paumes de mains. À chaque inspiration, visualisez que vous recevez l'air dans vos poumons. À chaque expiration, vous offrez de l'air à l'espace devant vous. Vous pouvez même imaginer ou visualiser que vous respirez directement par les pores de votre peau.
3. Prenez conscience que cette même dynamique est à l'œuvre dans vos relations : donner / recevoir.
4. Mettez vos mains en forme de prière devant le cœur. Gardez le contact des pouces et ouvrez les paumes de vos mains vers l'avant. Continuez en créant le mouvement d'une roue, les doigts pointent vers l'avant puis vers le bas, jusqu'à ce que le dos des mains se touche. Puis les doigts pointent vers vous, avant de revenir en position de prière.
5. Répétez ce mouvement de roue au moins une dizaine de fois, en visualisant ce que vous donnez dans vos relations (ou une relation en particulier). Visualisez qu'avec ces mouvements, vous venez dénouer tout ce qui vous empêche de donner pleinement.
6. Puis changez de sens avec votre roue : commencez par la position de prière en ouvrant les paumes de mains vers vous et continuez le mouvement sans jamais perdre le contact entre vos mains.
7. Répétez ce mouvement de roue au moins une dizaine de fois, en visualisant ce que vous recevez dans vos relations (ou une relation en particulier). Visualisez qu'avec ces mouvements, vous venez dénouer tout ce qui vous empêche de vous ouvrir à l'autre et de recevoir pleinement ce qu'il a à vous offrir.
8. Finissez en position de prière. Les paumes de vos mains pressent légèrement l'une contre l'autre dans un geste d'intégration de cet équilibre entre donner et recevoir.
9. Relâchez les mains sur les cuisses. Continuez à respirer en visualisant l'air comme une offrande, comme donner et recevoir.
10. Prenez quelques minutes ici, simplement à l'écoute des émotions ou ressentis présents.

Une séquence pour sortir de sa coquille et ouvrir son cœur

Ouverture du cœur assise

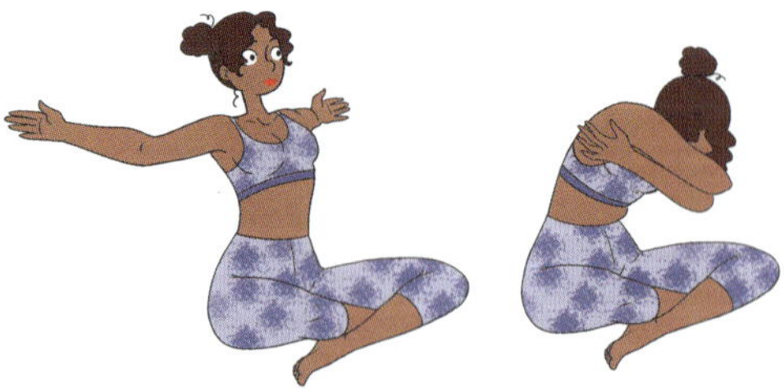

1. Toujours assises en tailleur, changez le croisement des jambes.

2. À l'inspiration, ouvrez les bras en croix sur le côté, en fléchissant légèrement les coudes. Pressez les coudes et le dos des mains vers l'arrière, ouvrez la poitrine et soulevez un petit peu le menton.
3. À l'expiration, enroulez les bras autour de vous comme pour vous faire un gros câlin. Arrondissez le dos, menton vers la poitrine.
4. Continuez pendant une dizaine de respirations, en changeant le croisement des bras en repliant les bras autour de la poitrine.

Mouvements intuitifs à quatre pattes

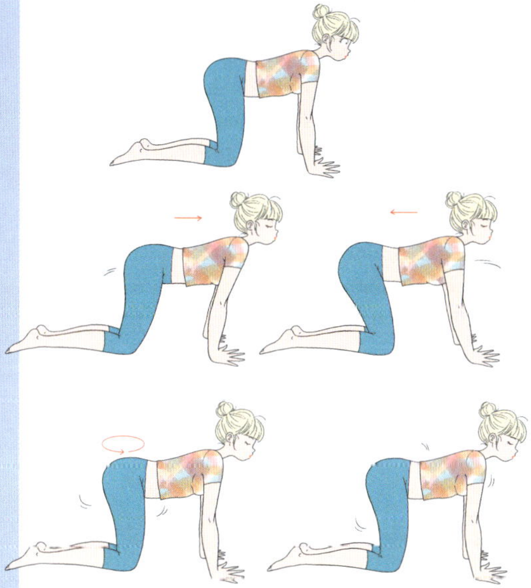

1. Mettez-vous à quatre pattes.
2. Créez des mouvements instinctifs pendant plusieurs minutes pour faire circuler vos ressentis (voir p. 41).

Salutation à la Lune

1. Trouvez votre chemin debout à l'avant du tapis.
2. Commencez vos salutations à la Lune (voir p. 56).

Fente haute avec ouvertures du cœur

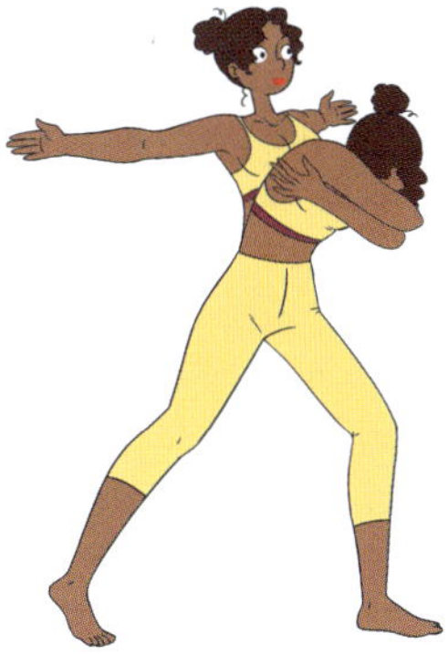

1. Depuis la posture de la Montagne à l'avant du tapis, faites un grand pas avec le pied droit vers l'arrière.
2. Fléchissez légèrement la jambe arrière et absorbez le nombril vers la colonne vertébrale.
3. Inspirez, ouvrez les bras en croix sur le côté (même action qu'assise sur le sol un peu plus tôt).
4. Expirez, avancez le buste légèrement vers l'avant et enroulez les bras autour de la poitrine.
5. Inspirez, redressez-vous, ouvrez le cœur, levez le menton et expirez, arrondissez.
6. Répétez 5 fois de ce côté.
7. Puis faites un grand pas vers l'avant. Reculez cette fois-ci le pied gauche et répétez 5 fois de ce côté. Refaites un grand pas vers l'avant. Posture de la Montagne à l'avant du tapis.

Variation du Chameau

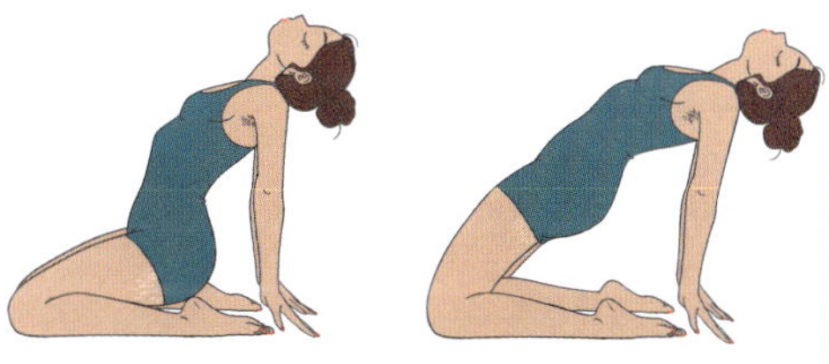

1. Retrouvez votre chemin, assise sur les talons, les jambes ensemble.
2. Déposez les bouts des doigts de part et d'autre du bassin. Tournez les doigts vers l'extérieur puis vers l'arrière. Pressez les épaules l'une vers l'autre dans le dos.
3. À l'inspiration, gonflez la poitrine et soulevez le menton. Expirez, remontez l'os du pubis vers le nombril.
4. À l'inspiration suivante, engagez les fessiers et soulevez le bassin. Expirez : les épaules se rapprochent un peu plus dans le dos.
5. Détendez la mâchoire et prenez encore 2 respirations, sans relâcher la tête en arrière.
6. À l'expiration suivante, relâchez la posture.

Posture de l'Enfant (p. 43)

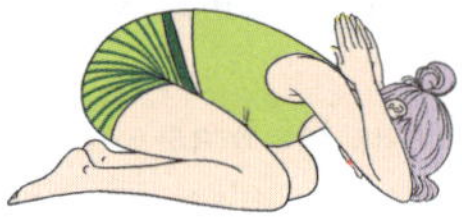

Papillon vers l'avant (p. 44)

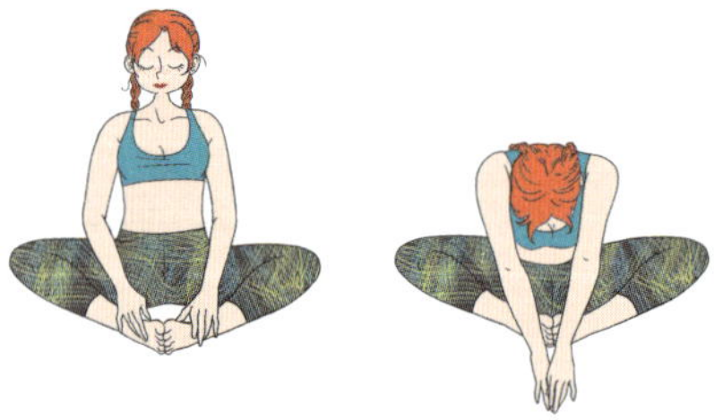

Papillon allongé avec ouverture du cœur (p. 71)

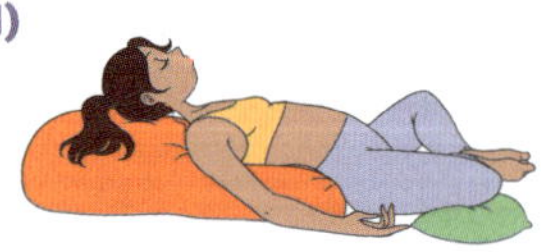

Savasana

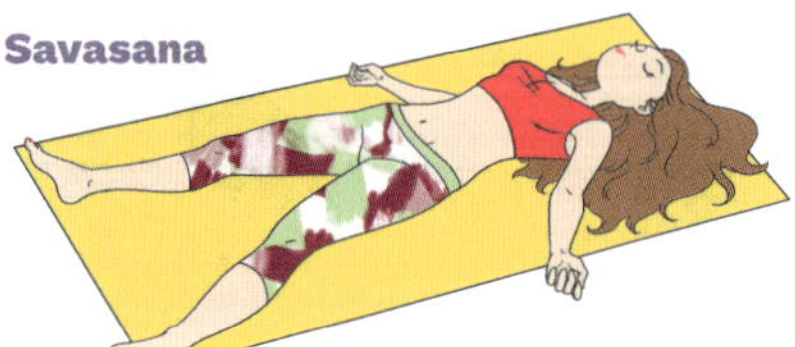

BIEN AVEC LES AUTRES

Nous sortons à présent de quatre mois de parenthèse consacrés à ce travail sur nous. Prête à réinventer votre rapport aux autres ? C'est en tout cas l'invitation de ces quatre prochains mois !

Lunaison en Lion : je prends ma place

La saison du Lion nous connecte à l'archétype de la Reine. Eh oui, il est temps de prendre sa place sous le soleil et dans le monde ! Qu'est-ce qui vous vient à l'esprit en pensant à cette cheffe de la tribu ? Tout le monde la suit, la regarde et est naturellement attiré par son charisme. Elle sait se tenir droite et fière dans la lumière. Elle n'a pas peur de se montrer et d'être vue. On aurait toutes besoin d'un petit peu de la magie de la lionne, n'est-ce pas ?
Cela tombe bien, c'est la saison où elle insuffle son énergie pour que vous puissiez devenir l'actrice de votre propre vie ! Alors, prête à prendre votre place ?

Durée totale : 10 min de respiration et méditation + 30 min de pratique
Quand ? Idéalement 1 par semaine, plutôt en début de journée pour infuser votre journée de l'énergie du Lion
Comment ? En pratiquant cette séance telle quelle, en n'utilisant que la méditation ou en ajoutant d'autres postures au fil de vos humeurs
Suggestion : en option, une sangle si les épaules sont raides

Méditation et respiration pour se connecter à l'énergie du Lion

Prenez une position assise confortable, en tailleur, les fesses surélevées sur un coussin pour que vos genoux soient plus bas que votre bassin.

Brillez de mille feux avec la respiration Kapalabati

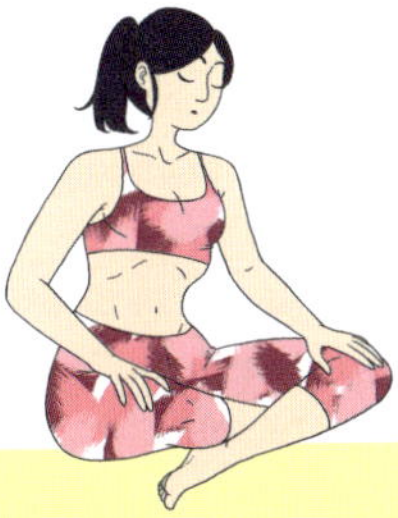

Remplacez par la respiration Ujjayi (voir p. 41), si vous venez de manger, êtes enceinte, portez un stérilet, êtes menstruée ou en post-partum. À éviter également en cas de tension trop basse ou trop haute, de prolapsus, de problèmes aux yeux ou de forte anxiété.

1. Prenez une ou deux longues inspirations passives, sans effort, en observant le ventre qui se gonfle naturellement à l'inspiration et se contracte à l'expiration.
2. Suivez les instructions p. 64.
3. Prenez 5 à 10 cycles de respiration. Finissez par une grande inspiration, gonflez la poitrine, les épaules détendues.
4. Gardez l'air quelques secondes, puis relâchez. Concentrez-vous sur vos sensations.

Pushpanjali Mudra : offrir le meilleur de vous

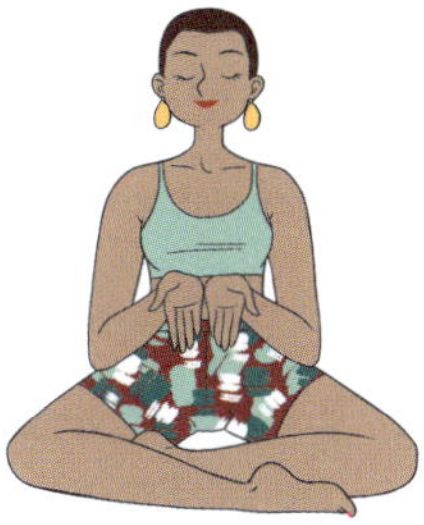

1. Déposez les mains en forme de prière devant votre poitrine.
2. Visualisez l'espace à l'intérieur de vos paumes. Prenez conscience que, caché dans l'obscurité de vos mains, se trouve le meilleur de qui vous êtes et ce que vous pouvez offrir au monde. À chaque respiration, laissez ce petit trésor intérieur briller un petit peu plus dans vos paumes de main.
3. Retrouvez le mouvement de roue que l'on a exploré lors de la lunaison précédente (p. 75) avec vos mains. Répétez ce mouvement de roue au moins une dizaine de fois, cette fois-ci en visualisant que vous venez dénouer, repousser tout ce qui vous empêche de laisser briller pleinement votre lumière.
4. Puis sans discontinuer le contact entre vos mains, prenez Pushpanjali mudra : paumes de mains vers le haut disposées en forme de bol, les côtés des mains se touchent.
5. Visualisez dans vos mains toute la beauté de qui vous êtes et sentez-vous prête à oser offrir cette lumière au monde.
6. Répétez à voix haute ou intérieurement : « Je prends ma place et offre le meilleur de moi-même dans le monde ».
7. Quand ce sera le bon moment, relâchez les mains sur les cuisses. Continuez à respirer en visualisant qu'à chaque inspiration

votre corps prend un peu plus de place et de vibration.

8. Prenez quelques minutes ici, simplement à l'écoute de vos ressentis.

Une séquence pour libérer la lionne en soi

Respiration de la lionne

1. Installez-vous à quatre pattes.
2. Inspirez, arrondissez le dos et sentez la respiration qui gonfle le milieu du dos. Expirez, creusez le dos. **Posture du Chat.**

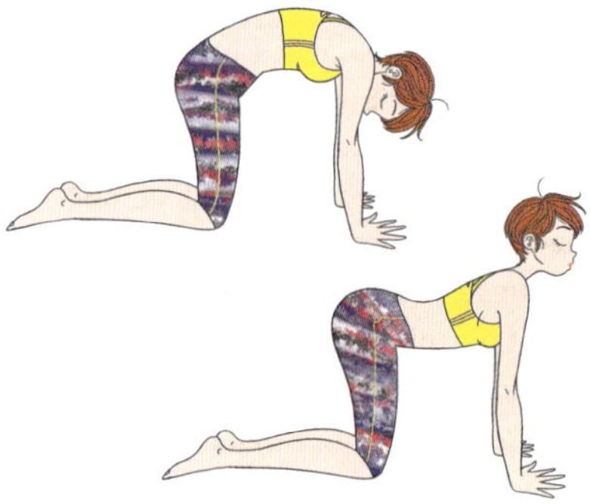

3. À nouveau, inspirez, arrondissez, expirez, creusez en ouvrant la bouche pour relâcher l'air, langue tirée, regard vers le haut. **Respiration de la lionne.**

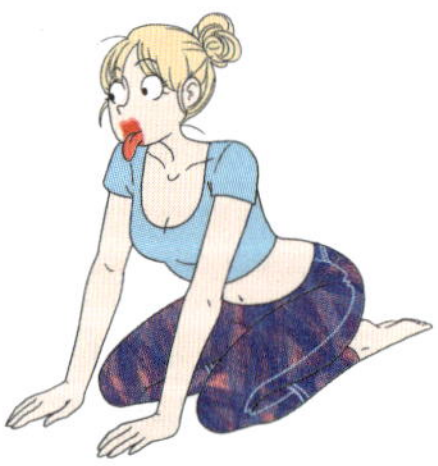

4. Répétez 5 fois en tout, en imaginant qu'à chaque expiration vous vous libérez de toutes les stagnations, les doutes qui vous maintiennent petite.

Torsion « enfiler l'aiguille »

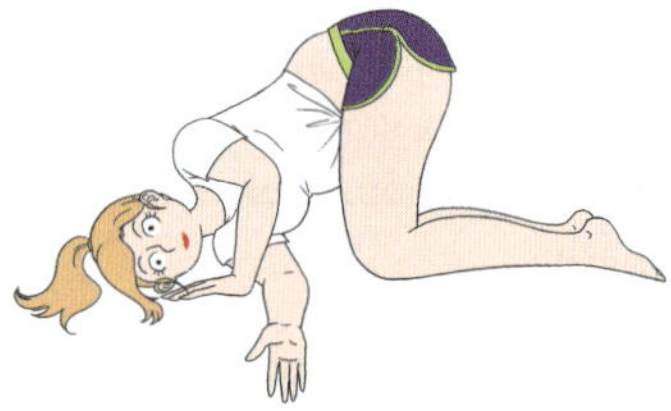

1. Toujours en quatre pattes, inspirez, pressez votre main gauche au sol et étirez le bras droit vers le ciel en laissant la poitrine s'ouvrir sur la droite.
2. À l'expiration, glissez le bras droit derrière le poignet gauche jusqu'à ce que l'épaule se dépose sur le sol.
3. Déposez votre joue droite et votre oreille sur le sol et laissez l'épaule droite s'étirer.
4. Prenez 5 respirations profondes.
5. À l'inspiration suivante, pressez sur le sol avec la main gauche, élevez la main droite vers le ciel. À l'expiration, posez la main droite sur le sol.
6. Même chose de l'autre côté.

Salutation au Soleil

Venez à l'avant du tapis. Pratiquez 2 ou 3 Salutations au Soleil avec lenteur et en conscience (voir p. 33).

Ouverture du cœur en posture de la Déesse

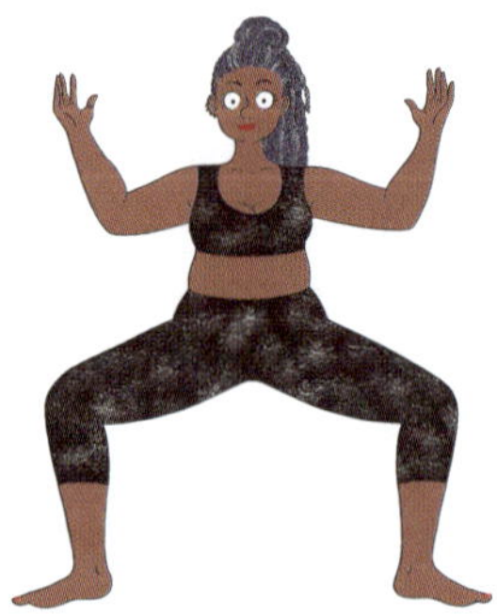

1. Depuis la posture de la Montagne, reculez le pied droit à l'arrière du tapis et tournez les pieds vers la droite.
2. Prenez la posture de la Déesse (voir p. 37), sentez la force de vos jambes sous vous.
3. Ouvrez les bras en forme de cactus, fléchis à 90°, coudes dans l'alignement des épaules, paumes de mains vers l'avant.
4. Inspirez, arrondissez le haut du dos et ramenez les coudes et les paumes de mains ensemble.
5. Expirez, ouvrez en forme du cactus et répétez la respiration du Lion.
6. Répétez 5 fois.
7. Tendez les jambes pour sortir de la posture.

Flexion avant avec les jambes écartées

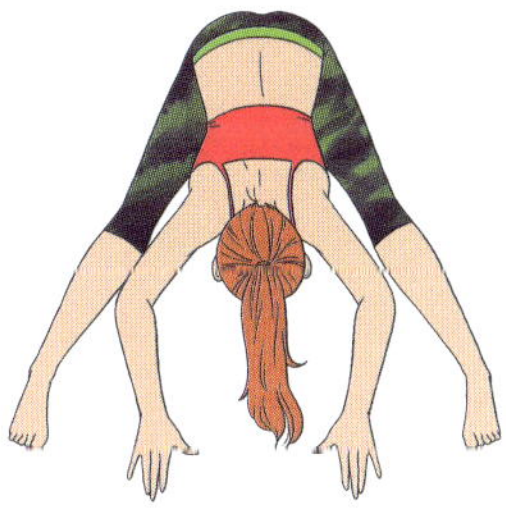

1. Écartez les talons pour ramener les pieds parallèles et prenez votre flexion avant (p. 37) pendant 5 respirations.
2. Avancez les mains et tendez les bras sous vos épaules.

Flexion avant avec les jambes écartées et les mains entrelacées

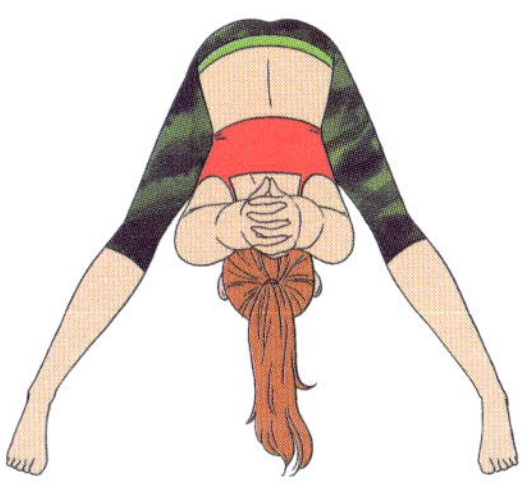

1. Inspirez, fléchissez légèrement les jambes et allongez la colonne jusqu'au sommet du crâne. Expirez mains sur les hanches.
2. À la prochaine inspiration, remontez la colonne vertébrale droite.
3. Entrelacez les mains derrière le dos ou attrapez une écharpe ou une sangle. Inspirez, soulevez les mains dans le dos, soulevez la poitrine. Expirez, fléchissez les jambes et redescendez dos droit entre les jambes.
4. À nouveau 5 respirations, en continuant à éloigner les mains vers l'avant. Puis relâchez les mains et prenez le même chemin que tout à l'heure pour remonter.

Variation du Héros allongé

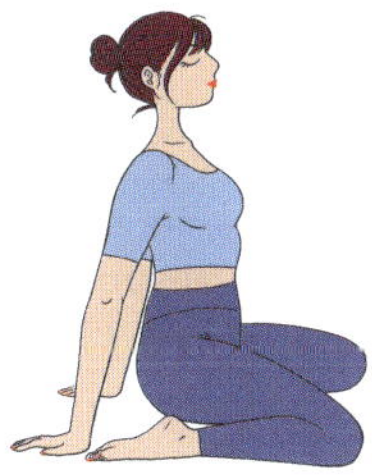

1. Retrouvez votre chemin vers le sol, genoux au sol et assise sur vos talons.
2. Gardez les gros orteils en contact, écartez les genoux presque de la largeur du tapis.
3. Soulevez les fesses, orientez le coccyx vers les genoux et revenez vous asseoir en laissant vos fesses se nicher à l'intérieur des talons.
4. Laissez les mains reculer progressivement derrière vous jusqu'à rencontrer un étirement au niveau des cuisses.

5. Restez ici, ou s'il y a de l'espace descendez en appui sur les avant-bras, en allongeant à nouveau le coccyx vers les genoux.
6. Prenez 5 respirations, puis pressez sur les mains derrière vous pour vous redresser.

Posture de l'Enfant (p. 43)

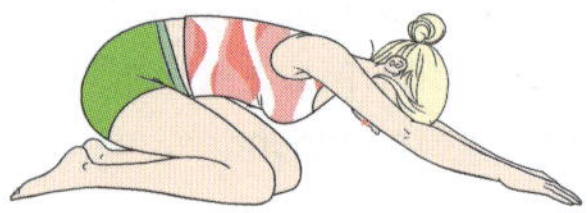

Torsion allongée

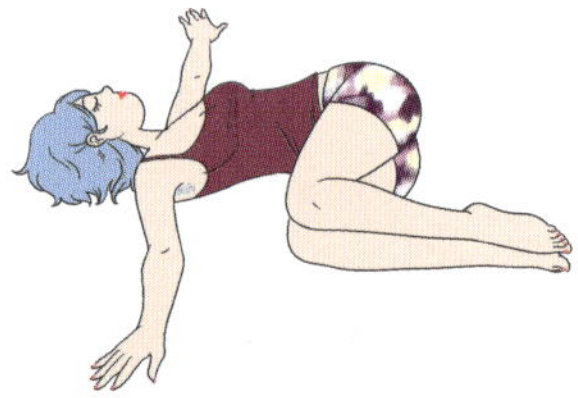

Sur le dos, remontez les genoux à la poitrine et prenez quelques respirations dans votre torsion d'un côté puis de l'autre (voir p. 45).

Savasana

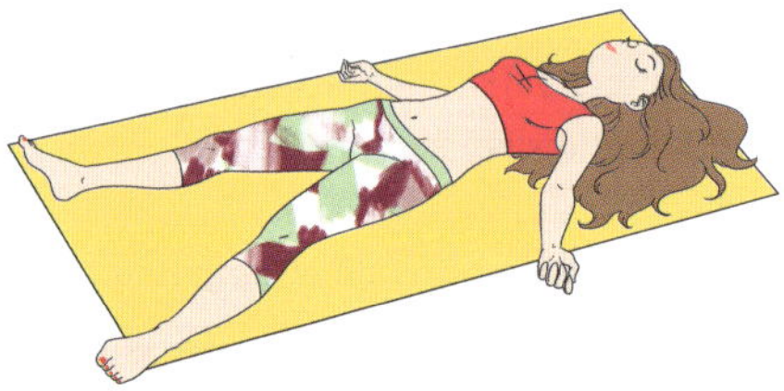

Lunaison en Vierge : je me mets au service de ce qui compte

On arrive dans la saison de la Vierge, celle qui va mettre de l'ordre et de la structure pour nous mettre au travail. Ah que ferait-on sans les énergies de la Vierge ! C'est le moment de se pencher sur vos habitudes, de mettre en place de nouvelles routines qui vont vous permettre d'exprimer pleinement ce qui a émergé pendant la lunaison en Lion. La Vierge c'est aussi et surtout le moment où nous nous interrogeons sur l'utilité de nos actions. Est-ce que vous sentez que vous avez un impact dans la vie des autres ?

Durée totale : 10 min de respiration et méditation + 30 min de pratique
Quand ? Idéalement 1 par semaine, plutôt en début de journée pour infuser votre journée de l'énergie de la Vierge
Comment ? En pratiquant cette séance telle quelle, en n'utilisant que la méditation ou en ajoutant d'autres postures au fil de vos humeurs
Suggestion : Deux blocs ou une chaise

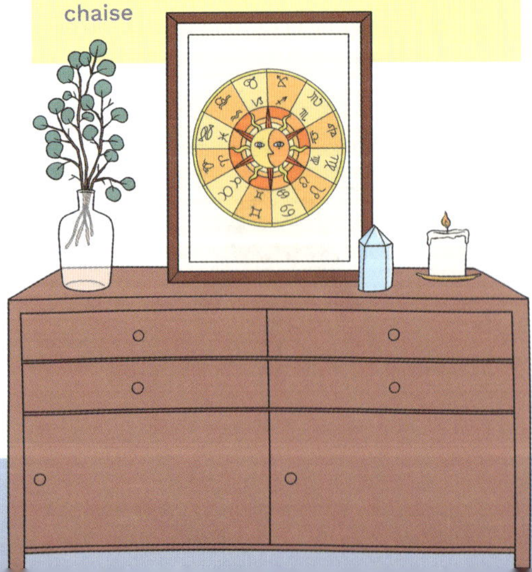

Méditation et respiration pour se connecter à l'énergie de la Vierge

Prenez une position assise confortable, en tailleur, les fesses surélevées sur un coussin pour que vos genoux soient plus bas que votre bassin.

De la structure dans la respiration – Samavritti avec rétention

1. Commencez en étirant votre respiration, en cultivant l'équilibre entre la durée des inspirations et des expirations. Inspirez de la base de la colonne vertébrale jusqu'au sommet du crâne en comptant 1, 2, 3, 4 et expirez du sommet du crâne vers la base de la colonne en comptant 1, 2, 3, 4.
2. Si vous vous sentez à l'aise, commencez par ajouter une rétention de 4 temps à la fin de l'inspiration. Puis une rétention de 4 temps à la fin de l'inspiration : inspirez 4, gardez 4, expirez 4, gardez 4.
3. Continuez pendant 2-3 minutes.
4. Puis retrouvez votre respiration naturelle en étant attentive à vos sensations.

ATTENTION :

- Ne pas ajouter de rétentions si vous êtes enceinte ou souffrez d'une maladie cardiaque ou respiratoire.
- Surveillez vos sensations, vous devez pouvoir rester calme et confortable. Si vous ressentez de l'agitation, vous êtes allée trop loin, revenez simplement un cran en arrière.

Intégrer toutes les parties de soi – Hakini Mudra

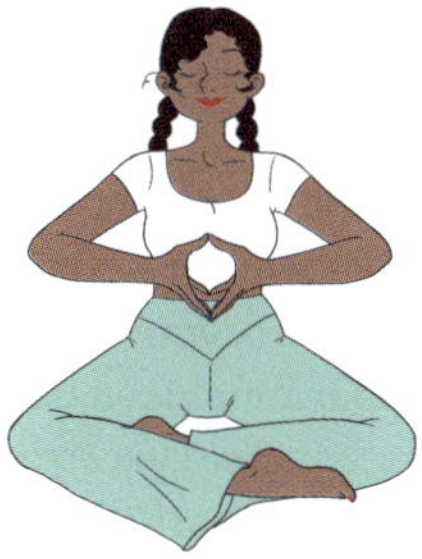

1. Placez les mains ensemble devant le plexus solaire.
2. Laissez le bout de tous les doigts se toucher jusqu'à ce que vos mains forment une sphère, pouces vers le haut, les autres doigts vers le bas.
3. Les épaules se relâchent, avant-bras parallèles au sol.
4. Portez votre attention à présent sur le côté gauche de votre corps, comme s'il était divisé en 2 dans la longueur.
5. Prenez 3 respirations en imaginant que vous respirez uniquement dans la partie gauche du corps et en ne ressentant que la partie gauche. Puis prenez 3 respirations en ne respirant que dans la partie droite. Enfin 3 respirations, en intégrant les 2 côtés ensemble.
6. À présent, prenez 3 respirations à l'avant, puis 3 respirations à l'arrière, puis 3 dernières en intégrant les deux ensemble.
7. Enfin, prenez 3 respirations dans le bas du corps (en dessous de vos bras), puis 3 dans le haut et finalement 3 dans tout le corps.
8. Continuez à respirer en ressentant tout le corps, complètement intégrée. Vous êtes présente dans tous les recoins de votre corps, tous les aspects de vous-même, toute la structure de qui vous êtes.

9. Observez ce que vous ressentez.
10. Depuis cet espace, pensez à ce que vous pouvez concrètement mettre en place dès aujourd'hui pour cultiver cette intégration de vos forces et de vos énergies dans votre vie. Qu'est-ce que vous pouvez mettre en place comme routine, comme habitude pour ne plus vous disperser, ne plus laisser vos énergies être fragmentées, ne plus vous sentir tiraillée dans toutes les directions ?
11. Restez quelques minutes ici. Puis quand vous vous sentez prête à revenir, écrivez vos idées dans un journal.

Une séquence pour se sentir intégrée au service des autres

Chat – Vache

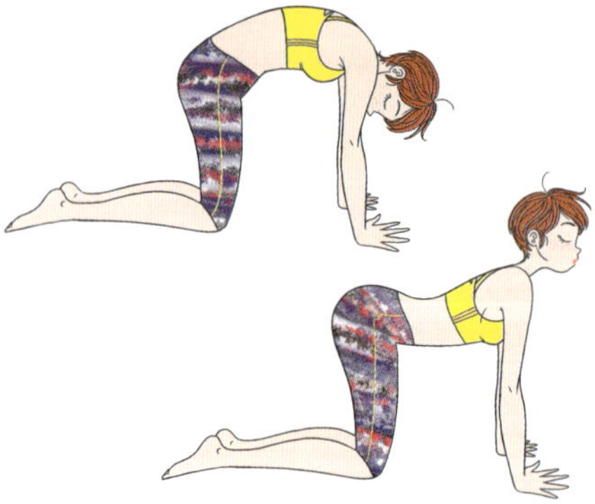

1. Depuis la position du quatre-pattes, vérifiez que les poignets sont directement en dessous des épaules, les genoux en dessous des hanches.
2. Inspirez, creusez le dos et regardez devant. **Vache**. Expirez, pressez dans les mains sur le sol, arrondissez le dos, le front se rapproche de l'os du pubis. **Chat.**
3. Répétez pour 3 à 5 respirations.
4. Puis retrouvez une position neutre, nombril absorbé vers la colonne vertébrale.

Stabilité à quatre pattes

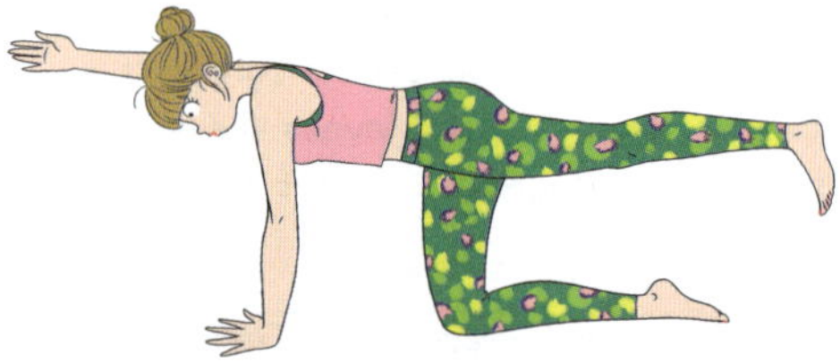

1. À quatre pattes, tendez la jambe droite derrière vous, orteils retournés sur le sol.
2. Tendez le bras gauche devant vous, les bouts des doigts déposés sur le sol.
3. Si vous vous sentez stable, soulevez d'abord la jambe droite puis peut-être le bras gauche, formant une longue ligne parallèle au sol.
4. Inspirez et étirez le talon droit loin derrière et le bout des doigts de la main gauche loin devant. Prenez encore deux à quatre respirations, en laissant le nombril remonter un petit peu plus vers la colonne.
5. Pour sortir, redéposez d'abord la main gauche sous l'épaule, puis le genou droit sous la hanche.
6. Répétez la même chose de l'autre côté.

Salutation au Soleil

Pratiquez 2 ou 3 Salutations au Soleil avec lenteur et en conscience (voir p. 33).

Flow de la stabilité spécial Vierge

Installez soit deux blocs de la plus grande hauteur à l'avant du tapis, soit une chaise.

1. Commencez en pince debout devant les blocs et la chaise, pieds largeur du bassin. À l'inspiration, déposez les mains sur les blocs ou sur la chaise, poignets en dessous des épaules. Ajustez la distance entre vos pieds et vos mains jusqu'à avoir le buste

parallèle au sol. Fléchissez légèrement les jambes, allongez la colonne vertébrale.

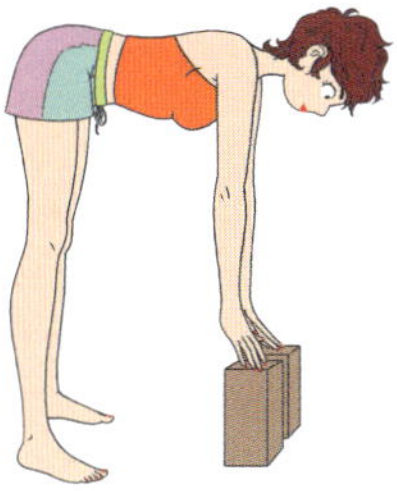

2. Une fois que vous vous sentez stable, levez la jambe droite derrière vous pour la ramener parallèle au sol, orteils flex en direction de votre visage.

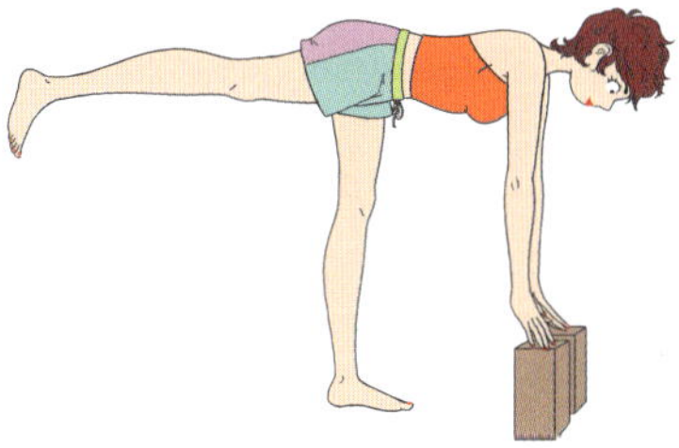

3. Restez ici ou, si vous vous sentez stable, tendez le bras gauche devant vous, parallèle au sol. Le buste, le bras et la jambe sont sur une même ligne.

4. Restez ici, ou jouez avec l'équilibre en soulevant la main droite et en ramenant le bras allongé le long du corps en direction de votre pied droit. **Guerrier 3, variation.**

5. Prenez 2 ou 3 respirations en équilibre.

6. Puis, fléchissez la jambe gauche et déposez délicatement le pied droit loin à l'arrière de tapis. À l'inspiration, redressez le buste et étirez les deux bras vers le ciel. **Fente haute.**

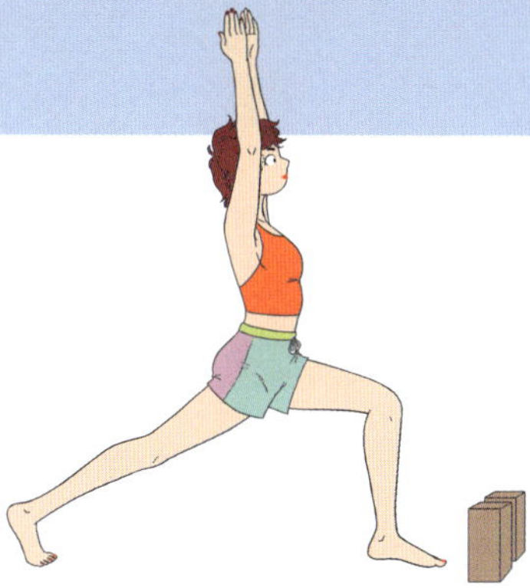

7. À l'expiration, laissez les mains se toucher au-dessus de la tête et ramenez-les en forme de prière devant le cœur. Inspirez. Expirez, les mains s'ouvrent vers le ciel, les bras se tendent vers l'avant, comme si vous offriez quelque chose à une personne devant vous. Inspirez, ouvrez les bras en croix, paumes de mains toujours vers le haut, puis étirez à nouveau les mains vers le ciel à l'inspiration. Expirez, les mains reviennent en forme de prière. **Geste d'offrande.** Répétez ce cycle 3 fois.

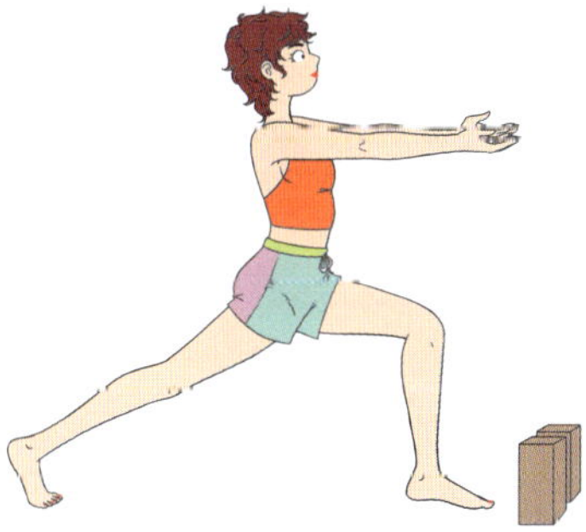

8. Puis laissez descendre le buste vers l'avant. Les mains retrouvent les blocs ou la chaise. Faites un grand pas vers l'avant. Retrouvez la posture de départ et répétez la séquence du deuxième côté.

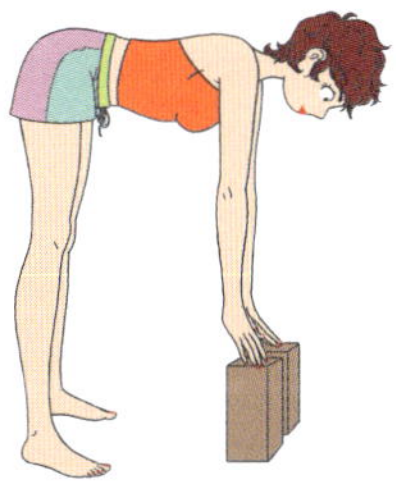

Posture de l'Enfant avec les mains en prière (p. 43)

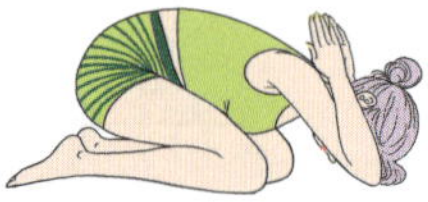

Torsion allongée

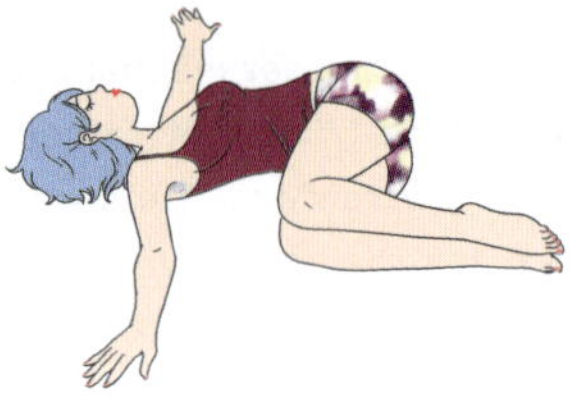

1. Trouvez votre chemin sur le dos.
2. Remontez les genoux à la poitrine et prenez quelques respirations dans votre torsion d'un côté puis de l'autre (voir p. 45).

Savasana

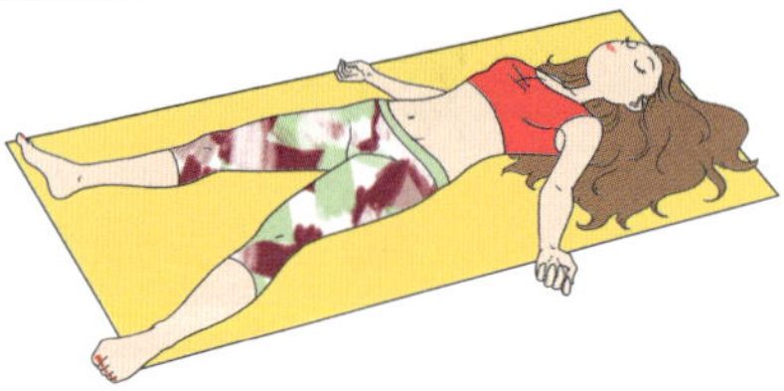

Lunaison en Balance : je trouve la paix et l'harmonie

On continue notre voyage avec le signe de la Balance, le signe par excellence de la relation aux autres. Cette saison éveille en nous l'envie de créer davantage d'harmonie dans notre vie et en particulier avec les personnes de notre vie. Cela peut se jouer dans nos relations intimes, personnelles ou professionnelles. L'accent est mis sur la coopération, l'être et le faire ensemble. Globalement, il s'agit d'identifier ce qui vous semble en déséquilibre en ce moment dans votre vie et de s'y adresser pour inviter plus de paix et de douceur. Est-ce le moment de ralentir au travail pour être plus présente à la maison ? Ou de retrouver plus de moments pour soi ou pour ses relations ?

Durée totale : 10 min de respiration et méditation + 30 min de pratique
Quand ? Idéalement 1 par semaine, en fin de journée pour rééquilibrer vos énergies
Comment ? En pratiquant cette séance telle quelle, en n'utilisant que la méditation ou en ajoutant d'autres postures au fil de vos humeurs
Suggestion : Utilisez une sangle ou l'équivalent si les épaules sont raides

Méditation et respiration pour se connecter à l'énergie de la Balance

Prenez une position assise confortable, en tailleur, les fesses surélevées sur un coussin pour que vos genoux soient plus bas que votre bassin.

L'équilibre avec la respiration Sama Vritti.

1. Étirez votre respiration en cultivant l'équilibre entre la durée des inspirations et des expirations. Inspirez de la base de la colonne vertébrale jusqu'au sommet du crâne en comptant 1, 2, 3, 4, 5 et expirez du sommet du crâne vers la base de la colonne en comptant 1, 2, 3, 4, 5.
2. Continuez pendant 2-3 minutes, en essayant de progressivement allonger votre compte jusqu'à 6, 7 ou 8.
3. Puis retrouvez votre respiration naturelle en étant attentive à vos sensations.

Équilibrer tous les aspects de sa vie – Hakini Mudra

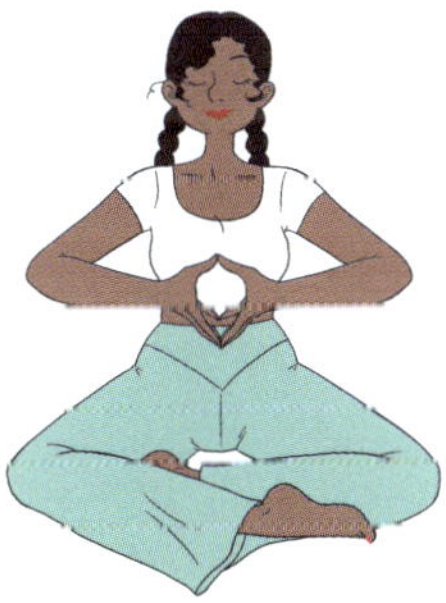

1. Retrouvez Hakini Mudra et la respiration pratiquée lors de la lunaison précédente.
2. Portez votre attention sur le côté gauche de votre corps et prenez 3 à 5 respirations en imaginant que vous respirez uniquement dans la partie gauche du corps. Prenez conscience que vous éveillez votre part intuitive et réceptive, celle qui écoute et qui reçoit.
3. Puis prenez 3 à 5 respirations en ne respirant que dans la partie droite, éveillant votre côté dynamique et actif. Celle qui agit dans le monde et qui donne aux autres.
4. Enfin 3 à 5 respirations, en intégrant les 2 côtés ensemble. Ressentez que vous êtes tout cela à la fois. À l'aide de votre respiration, cultivez l'équilibre de ces deux facettes en vous.
5. À présent, prenez 3 à 5 respirations à l'avant du corps en éveillant votre capacité à être dans le monde, présente pour ceux que vous aimez, présente dans votre travail et toutes vos activités.
6. Puis 3 à 5 respirations à l'arrière du corps en éveillant votre présence à votre monde intérieur, vos besoins personnels, votre petit cocon.
7. Puis 3 à 5 dernières en intégrant les deux ensemble. Cultivez cette harmonie de présence entre votre monde intérieur et le monde extérieur.
8. Continuez à respirer en ressentant tout le corps. Cultivez cette sensation d'unité et d'équilibre en vous.
9. Observez ce que vous ressentez.
10. Depuis cet espace, pensez à ce qui vous semble en déséquilibre dans votre vie en ce moment. Qu'est ce qui absorbe votre énergie, votre attention ? Qu'est-ce qui a été au contraire délaissé ?
11. Restez quelques minutes ici. Puis quand vous vous sentez prête à revenir, écrivez vos idées dans un journal.

Une séquence pour retrouver l'équilibre du cœur

Ouverture du cœur assise

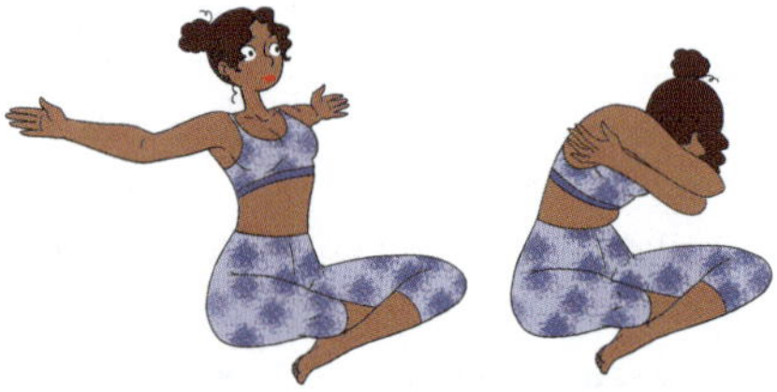

Toujours assise en tailleur, pratiquez les ouvertures du cœur avec vos bras (p. 76).

Salutation à la Lune

Venez à l'avant du tapis et commencez vos salutations à la Lune, effectuez 2 séries (voir p. 56).

Fentes hautes avec ouvertures du cœur (p. 77)

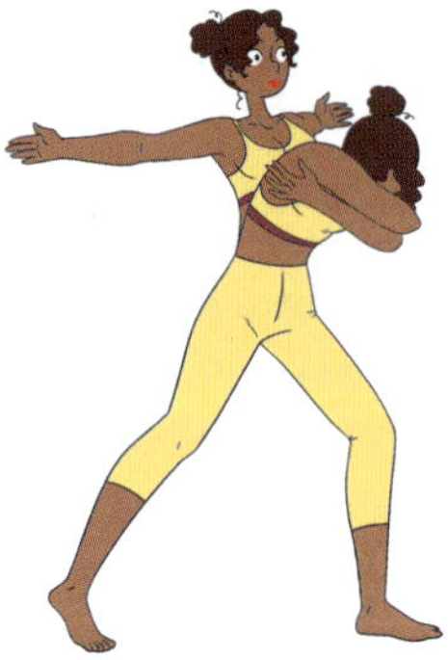

Pince debout en ouverture du cœur

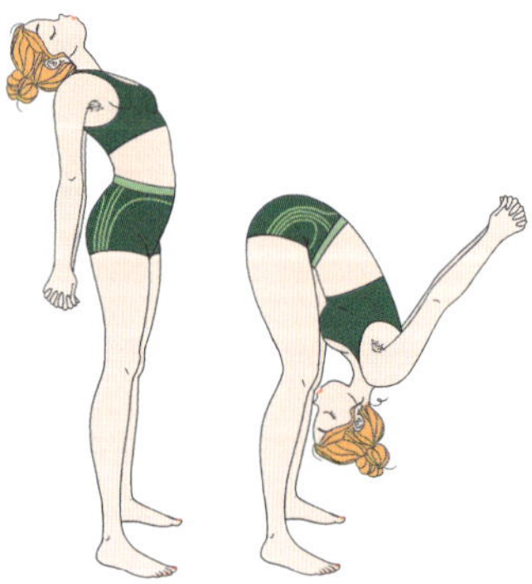

1. À l'avant du tapis, pieds largeur du bassin. Placez les mains derrière le dos et crochetez les pouces (option : prendre une sangle ou une écharpe).
2. Déposez les mains sur le haut des fesses. Poussez les épaules et les coudes les uns vers les autres dans le dos. Inspirez, soulevez la poitrine, expirez, éloignez les mains de votre bassin.
3. Fléchissez les jambes et à la prochaine expiration, pliez au niveau des hanches et relâchez le ventre, la poitrine puis la tête vers le sol. Laissez le ventre se déposer sur les cuisses. La tête et les épaules descendent vers le sol. Les mains s'étirent vers l'avant.
4. Prenez 5 respirations.
5. À l'expiration suivante, relâchez les bras. Fléchissez les jambes un peu plus et remontez, colonne droite.

Arbre en ouverture du cœur

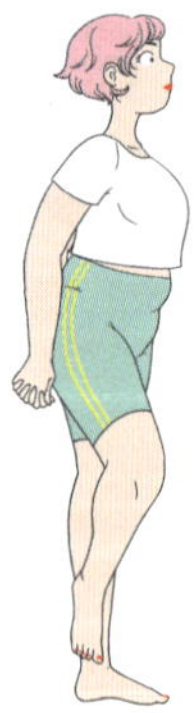

1. Prenez l'arbre, d'abord du côté droit comme indiqué p. 33.
2. Si l'équilibre est facilement accessible aujourd'hui, placez les mains derrière le dos. Crochetez les pouces ou entrelacez les doigts (option : prendre une sangle ou une écharpe).

3. Inspirez, soulevez la poitrine, expirez, éloignez les mains de votre bassin.
4. Relâchez les mains et reposez le pied droit sur le sol, les bras le long du corps.
5. Recommencez de l'autre côté.

Posture de la Sauterelle

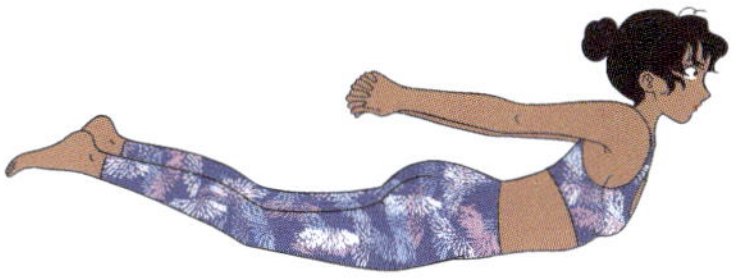

1. À plat ventre sur le sol, les bras de chaque côté de votre torse et les pieds largeur du bassin, orteils pointés vers l'arrière.
2. Placez les mains derrière le dos. Crochetez les pouces ou entrelacez les doigts (option : prendre une sangle ou une écharpe). Déposez les mains sur le haut des fesses. Poussez les épaules et les coudes les uns vers les autres dans le dos.
3. Le dos des pieds presse sur le sol, les cuisses sont contractées. L'os du pubis remonte en direction du nombril.
4. Inspirez, levez les épaules puis la tête et soulevez les mains vers le ciel. Ne regardez pas plus loin que l'avant du tapis pour garder la nuque longue.

   > **Option :** soulever les jambes.

5. Prenez 3 respirations, en cherchant à vous allonger et vous grandir un petit peu plus.
6. Expirez et relâchez la posture en déposant la joue droite sur le sol.
7. Après quelques instants de repos, répétez une fois, en changeant l'entrelacement de vos mains. Puis, reposez-vous joue gauche sur le sol.

Posture de l'Enfant (p. 43)

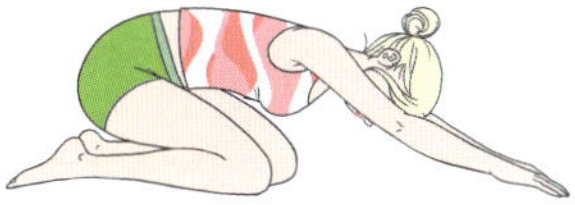

Torsion allongée (p. 45)

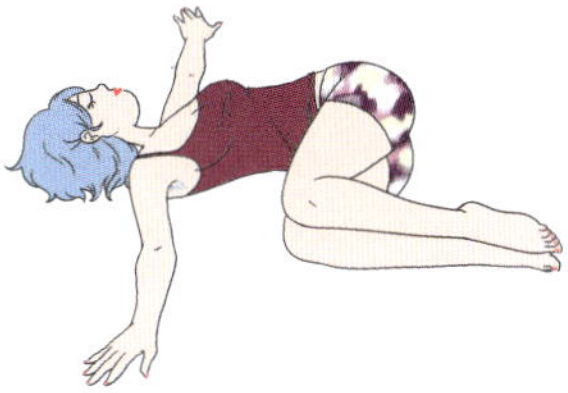

Savasana

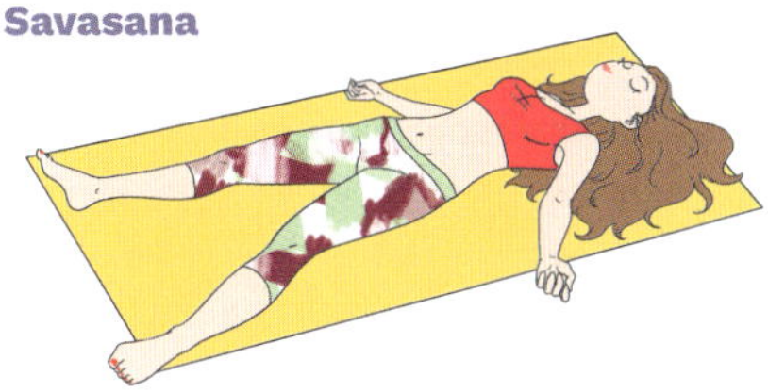

Trouvez votre posture de repos final. Réalisez un petit scan corporel : ressentez votre côté gauche, puis votre côté droit. Ressentez l'avant, puis l'arrière du corps. Ressentez enfin tout le corps en vous laissant complètement aller sur le sol.

Lunaison en Scorpion : je transforme ce qui me limite

Cette dernière lunaison nous reliant aux autres est la plus mystique, hello Halloween ! Le Scorpion nous invite à accueillir l'obscurité ambiante de la saison, mais surtout à aller à l'encontre de nos ombres. Attention, les émotions peuvent être intenses ce mois-ci ! Pouvez-vous assumer pleinement vos désirs notamment ? Cette intimité avec toutes les facettes de soi est indispensable pour créer de l'intimité dans nos relations à l'autre. Cette lunaison nous parle aussi des enjeux de pouvoir et de contrôle dans nos relations : est-ce que vous prenez votre place pleinement ou vous laissez-vous influencer ? Enfin, la saison du Scorpion nous invite à un lâcher-prise, à accueillir et célébrer les petites morts dans nos vies, pour mieux pouvoir nous transformer et grandir. C'est le tout dernier signe avant les 4 signes qui nous parlent de notre place dans le monde. Qu'êtes-vous prête à laisser mourir pour devenir cette nouvelle version de vous-même ?

Durée totale : 10 min de respiration et méditation + 30 min de pratique
Quand ? Idéalement 1 par semaine, en fin de journée pour libérer l'intensité de la journée
Comment ? En pratiquant cette séance telle quelle, en n'utilisant que la méditation ou en ajoutant d'autres postures au fil de vos humeurs
Suggestion : deux blocs en option

Méditation et respiration pour se connecter à l'énergie du Scorpion

Respiration de la joie pour évacuer le surplus d'émotions (p. 55).

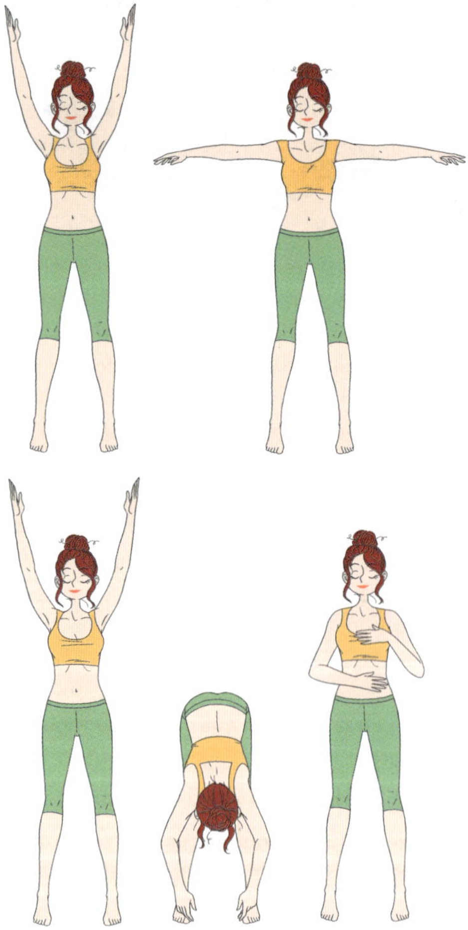

1. Répétez cette respiration 5 à 10 fois.
2. Quand vous vous sentirez plus posée, prenez une position assise confortable, en tailleur, les fesses surélevées sur un coussin pour que vos genoux soient plus bas que votre bassin.

Une respiration pour plus d'intimité avec soi

1. Fermez les yeux et laissez vos mains se déposer confortablement quelque part sur la poitrine. Commencez à suivre le chemin de l'air qui rentre par les narines et qui s'enfonce profondément à l'intérieur de votre cage thoracique. Chaque respiration vous invite à voyager un petit peu plus à l'intérieur de vous-même à la rencontre de cette douce obscurité qui vous habite.
2. Prenez quelques respirations ainsi, attentive aux mouvements de votre respiration sous vos mains : chaque inspiration gonflant l'espace de votre cœur, chaque expiration vous guidant un petit peu plus à l'intérieur.
3. Laissez à présent l'une de vos mains descendre sur le bas du ventre. À l'inspiration, laissez votre attention voyager jusqu'au bas du ventre à mesure qu'il se gonfle sous votre main. À chaque expiration, visualisez l'air qui voyage à nouveau jusqu'à la poitrine et au cœur. Explorez ce mouvement de va-et-vient, comme le mouvement d'un cours d'eau, entre la poitrine et le bas-ventre.
4. Puis laissez glisser les deux mains sur le bas-ventre et laissez les mouvements de la respiration et votre attention s'installer ici pendant 1 ou 2 minutes.

Yoni Mudra pour se connecter à sa puissance féminine

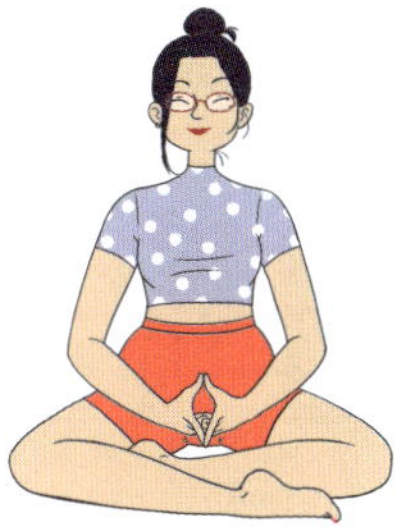

1. À présent, entrelacez tous les doigts ensemble vers l'intérieur des paumes de mains, sauf les index et les pouces.
2. Pressez le bout des index ensemble pointant vers l'avant et le bout des pouces ensemble en direction de votre visage.
3. La base des poignets repose sur le bas du ventre, les avant-bras soutenus par vos cuisses.
4. Relâchez bien les épaules et maintenez la colonne vertébrale droite.
5. Observez ce qui est présent pour vous. Le bas de votre ventre représente votre intimité et le centre de votre puissance féminine, mais aussi de vos désirs et de votre créativité.
6. Soyez à l'écoute de vos ressentis quand vous habitez cet espace. Restez quelques minutes ici. Puis quand vous vous sentez prête à revenir, écrivez vos idées dans un journal.

Une séquence pour cultiver plus d'intimité à soi

Mouvements intuitifs à quatre pattes

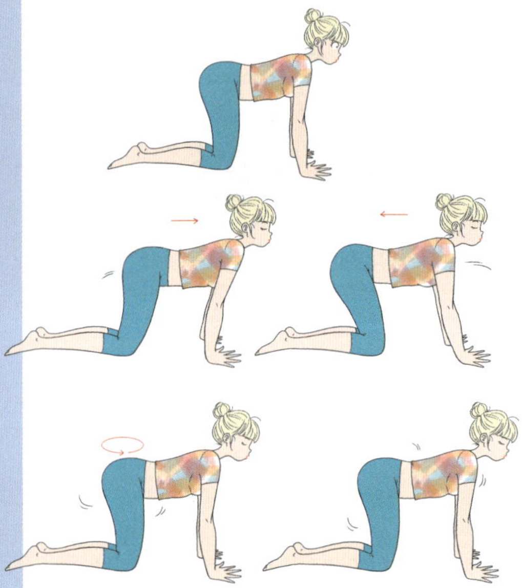

1. Installez-vous à quatre pattes et commencez avec des mouvements intuitifs (voir p. 41).
2. Continuez pendant plusieurs minutes.

Va-et-vient depuis la fente

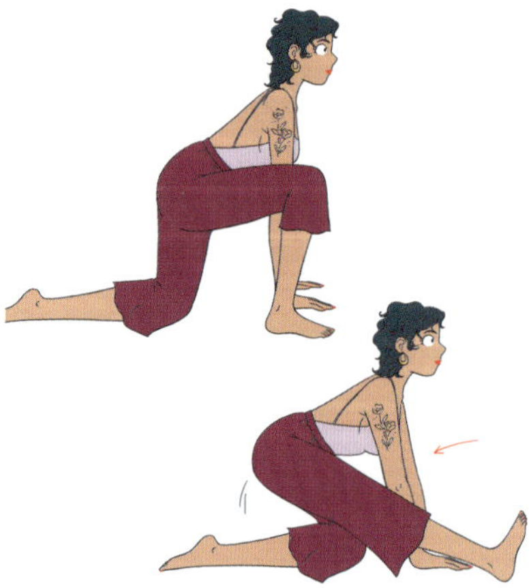

1. Déposez à présent le pied droit à l'extérieur de votre main droite, à l'avant du tapis. Option : glisser deux blocs sous les mains pour avoir plus d'espace.
2. Inspirez, laissez le bassin descendre vers le sol et la poitrine vers l'avant. Expirez, pressez dans vos mains et poussez les fesses loin derrière. Les orteils du pied droit se soulèvent vers le plafond, la jambe droite se tend autant que possible.
3. Créez ce mouvement de va-et-vient : chaque inspiration vous ramène vers l'avant dans la fente, chaque expiration vers l'arrière.
4. Explorez 5 allers-retours, avant de revenir dans votre fente. Pressez dans les mains et ramenez le genou droit sous votre hanche droite.
5. Prenez quelques mouvements libres à quatre pattes pour neutraliser.
6. Quand vous sentirez prête, changez de côté.

La posture de la Guirlande

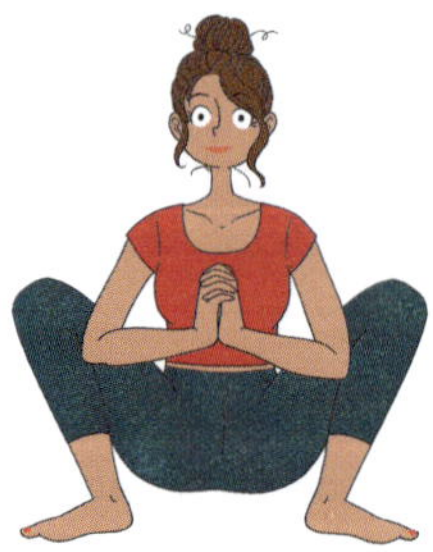

1. Debout, écartez les pieds à la largeur du tapis. Maintenez les talons ancrés dans le sol et ouvrez les orteils vers l'extérieur. Inspirez, étirez les bras vers le ciel. Expirez, fléchissez les jambes et laissez les fesses descendre progressivement en direction du sol.
2. Glissez les coudes à l'intérieur des genoux, paumes de main ensemble. Pressez les coudes dans vos jambes, les genoux pressent à leur tour dans les coudes.

3. Restez active en pressant les talons fermement l'un vers l'autre pour maintenir une sensation de rebondi dans votre bassin.

   > **Option :** glisser un coussin ou un bloc sous les fesses.

4. Restez pour 5 respirations.
5. Pour revenir, déposez les mains à plat sur le sol devant vous. Poussez dans les pieds et soulevez les fesses pour tendre progressivement les jambes. Laissez les pieds revenir parallèles, en Pince debout.

La posture du Lézard

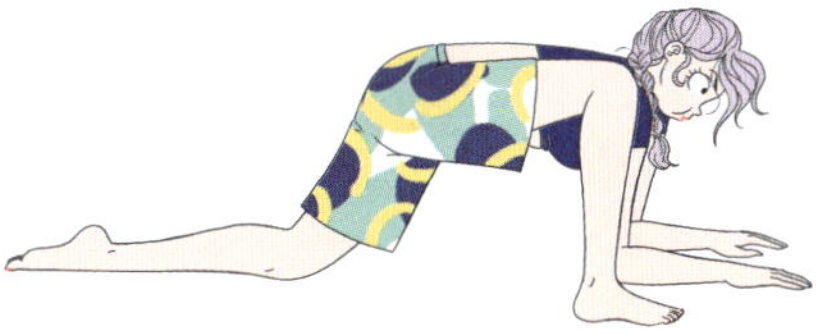

1. Fléchissez les jambes et ramenez les mains sous les épaules. Reculez le pied droit loin à l'arrière du tapis, déposez le genou droit sur le sol.
2. Ajustez la posture : le talon gauche est directement en dessous du genou gauche et les poignets directement en dessous des épaules.
3. Restez ici ou trouvez plus de confort en glissant des blocs sous vos mains. Si vous souhaitez au contraire plus de sensations, déposez les avant-bras sur des blocs ou directement sur le sol.
4. Restez ici pour 10 respirations, accueillant toutes les sensations qui émergent de votre monde intérieur.
5. Changez de côté.

Flexion avant avec les jambes écartées (p. 37)

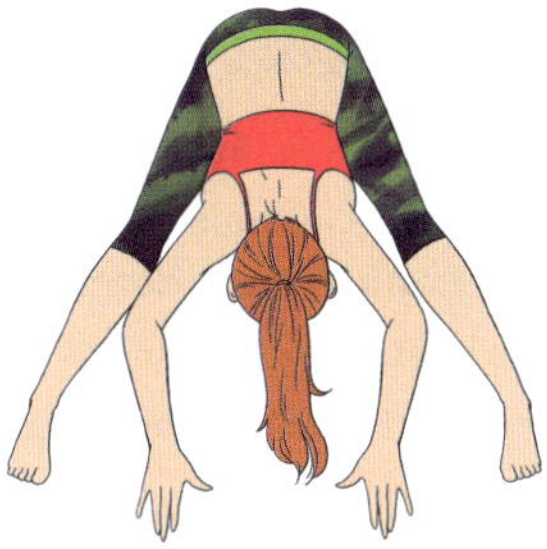

Flexion avant dans la Posture facile (p. 43)

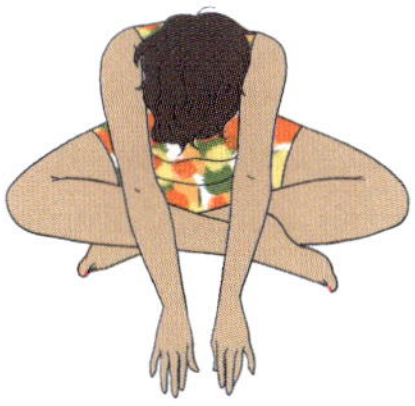

Torsions en ouverture de hanches (p. 45)

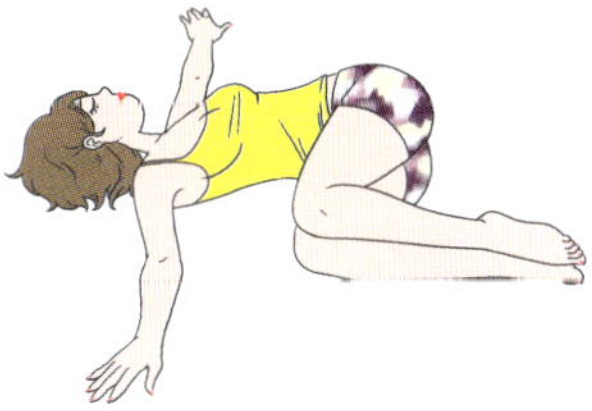

Savasana

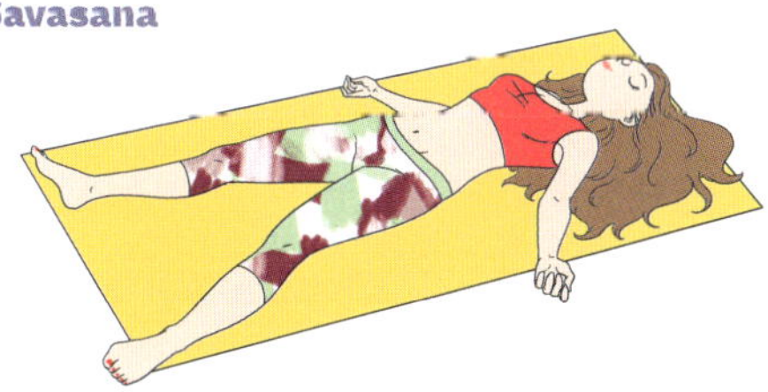

À MA PLACE DANS LE MONDE

Maintenant que vous avez travaillé 4 mois sur vous-même et 4 mois sur votre rapport à l'autre, l'invitation des 4 derniers signes du zodiaque est de vous permettre de prendre pleinement votre place dans le monde.

Lunaison en Sagittaire : j'explore le champ des possibles

La saison du Sagittaire nous emmène à la rencontre de la gourou qui vit à l'intérieur de chacune d'entre nous. Comment ? En nous aidant à prendre le recul dont nous avons besoin pour percevoir avec justesse les situations et laisser les solutions émaner de l'intérieur.
Le Sagittaire nous invite ainsi à prendre de la hauteur, à explorer de nouvelles idées ou savoirs, à voyager, pour développer cette sagesse. Prête à voir la vie sous une autre perspective, avec plus d'optimisme ? À vous relier un peu plus à votre vérité ?

Durée totale : 10 min de respiration et méditation + 30 min de pratique
Quand ? Idéalement 1 par semaine, en début de journée pour infuser votre journée d'optimisme
Comment ? En pratiquant cette séance telle quelle, en n'utilisant que la méditation ou en ajoutant d'autres postures au fil de vos humeurs

Méditation et respiration pour se connecter à l'énergie du Sagittaire

Commencez dans une position assise confortable, en tailleur, les fesses surélevées sur un coussin pour que vos genoux soient plus bas que votre bassin.

Une respiration énergisante pour éveiller l'optimisme – Bhastrika

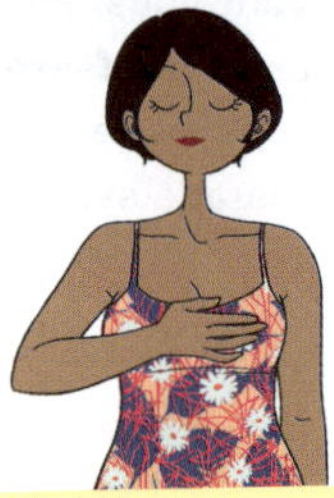

Si vous êtes enceinte, si vous venez de manger ou souffrez d'hypertension ou de problèmes cardiaques, privilégiez Ujjayi (voir p. 41).

1. Suivez les instructions p. 41.
2. Prenez 5 à 10 cycles de respiration. Finissez par une grande inspiration, gonflez la poitrine, les épaules détendues. Gardez l'air quelques secondes, puis relâchez. Concentrez-vous sur vos sensations pendant une minute.
3. Répétez une fois si vous en ressentez le besoin.

Prendre de la hauteur et voyager sur les ailes de l'aigle – Garuda Mudra

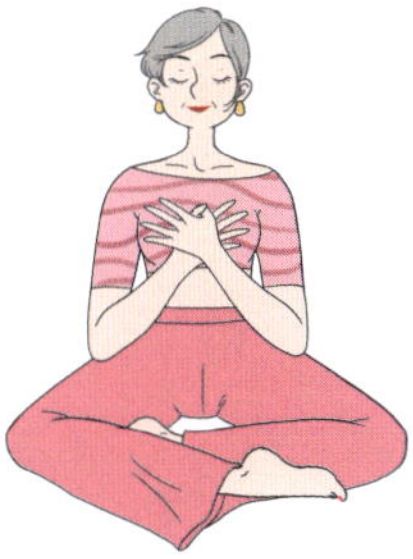

1. Soulevez la main droite devant la poitrine, paume de main vers vous.
2. Déposez la paume de la main gauche sur le dos de la main droite.
3. Glissez les mains vers l'extérieur jusqu'à ce que les pouces se crochètent.
4. Les mains sont en diagonale, représentant les ailes de l'aigle.
5. Laissez les mains à distance ou déposez- les sur le dessus de la poitrine.
6. Relâchez bien les épaules et maintenez la colonne vertébrale droite.
7. À chaque inspiration, sentez la poitrine qui se gonfle et visualisez que vous êtes plus légère, comme si vous étiez portée par les ailes de l'aigle.
8. Si vous le souhaitez, vous pouvez vous connecter à une situation qui vous préoccupe en ce moment. Imaginez que grâce à vos ailes, vous prenez de la hauteur : plus haut, toujours plus haut. Commencez à voir la situation sous une autre perspective, à explorer de nouveaux angles. Restez quelques minutes ici.
9. Puis comme si un vent d'optimisme soufflait sur vous, prenez un peu plus de hauteur encore. Laissez votre regard intérieur explorer tous les champs du possible et vous guider dans la bonne direction. Soyez à l'écoute de vos ressentis quand vous vous connectez à votre gourou intérieure.
10. Puis quand vous vous sentez prête à revenir, écrivez vos idées dans un journal.

Une séquence pour plus de vitalité et d'optimisme

Chat – Vache

Prenez 5 respirations en Chat – Vache (p. 83).

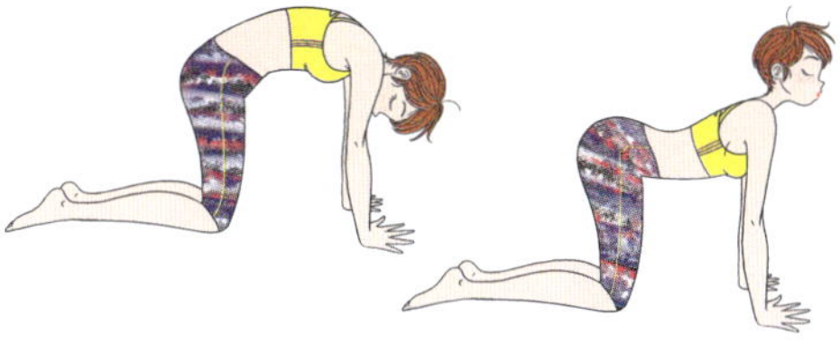

Le danseur à quatre pattes

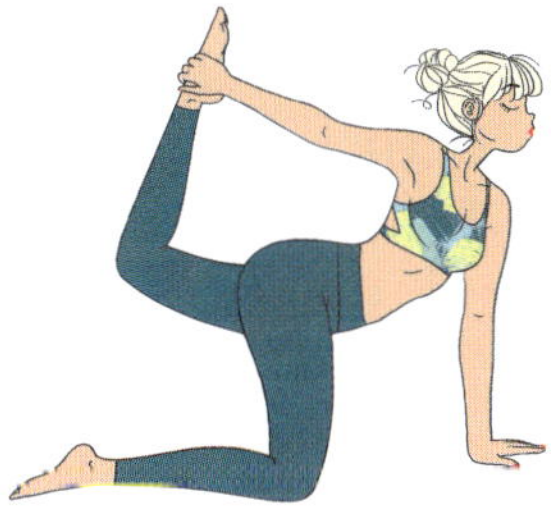

Toujours à quatre pattes :

1. Tendez la jambe droite derrière vous, orteils retournés sur le sol.
2. Tendez le bras gauche devant vous, les bouts des doigts déposés sur le sol.
3. Si vous vous sentez stable, soulevez d'abord la jambe droite puis peut-être le bras gauche, formant une longue ligne parallèle au sol.
4. Fléchissez la jambe droite et attrapez l'intérieur du pied avec la main gauche.
5. Inspirez, pressez le pied dans la main et soulevez le genou droit. Regardez devant.
6. Prenez 3 respirations. Relâchez le pied, tendez bras et jambe. Puis redéposez d'abord la main gauche sous l'épaule, puis le genou droit sous la hanche.
7. Répétez la même chose de l'autre côté.

Salutation de la guerrière (p. 65)

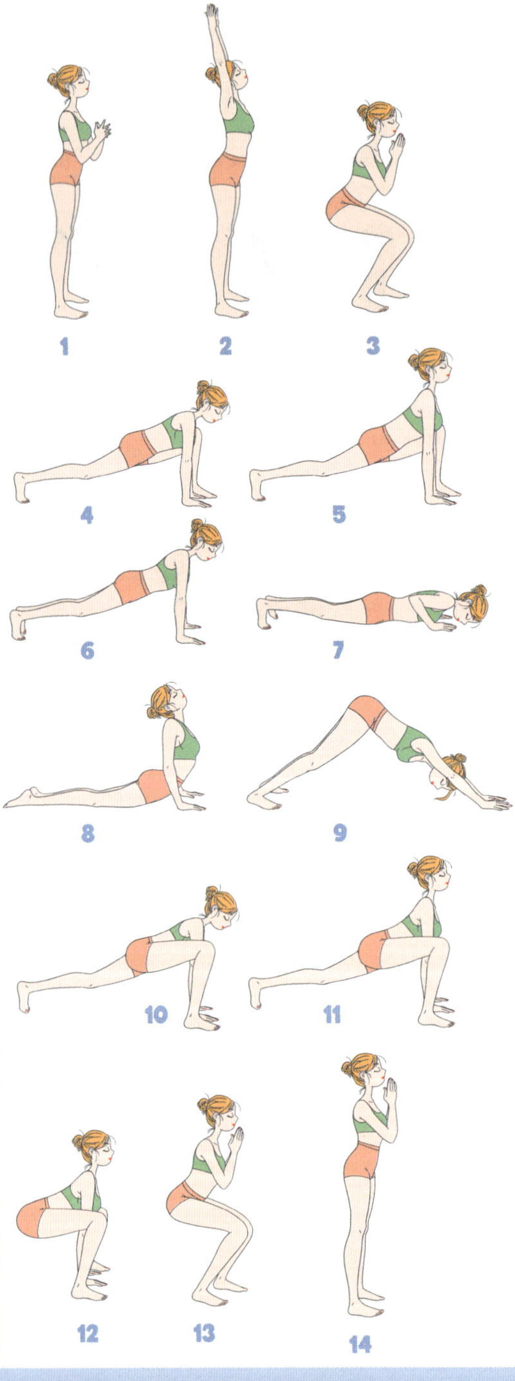

Flow Éveil du feu du guerrier (p. 50)

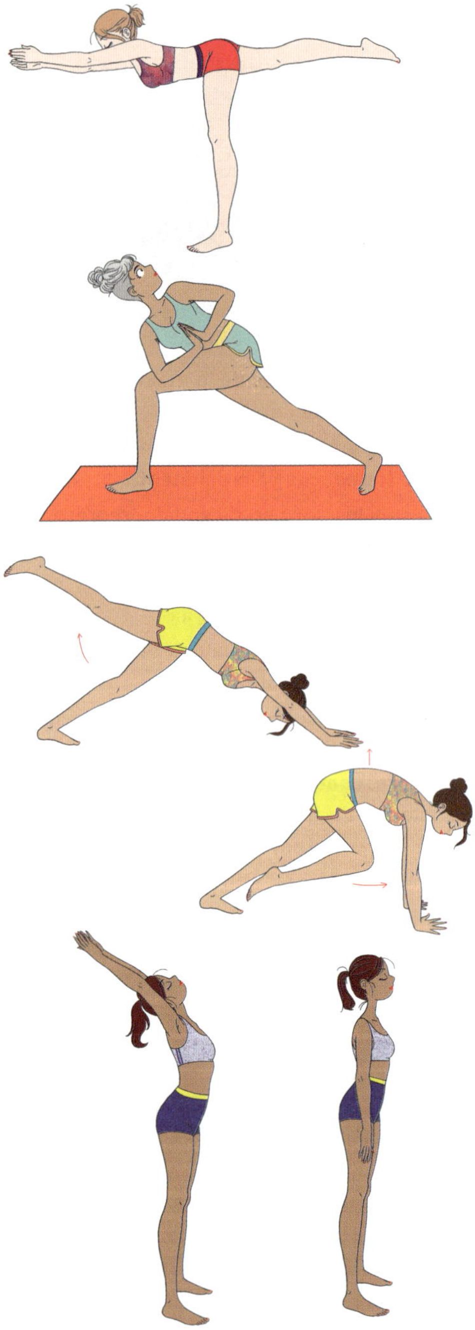

Préparation au danseur

Si vous sentez que l'équilibre est difficile aujourd'hui, approchez-vous d'un mur ou d'un élément stable auquel vous tenir.

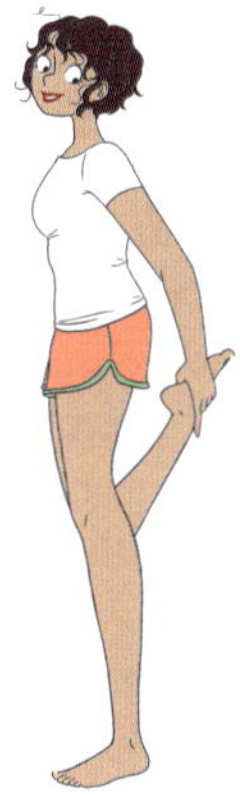

1. Prenez le temps de sentir vos fondations sur le sol (voir chapitre 1), puis basculez le poids du corps vers le pied gauche et soulevez le pied droit. Ramenez le talon droit vers la fesse. Avec la main gauche, attrapez l'intérieur du pied droit. La main droite reste sur la hanche ou appuyée sur votre support.
2. Pressez le talon vers la fesse, les cuisses l'une vers l'autre.
3. Prenez encore 3 respirations avant de relâcher et de changer de côté.

Pince debout en ouverture du cœur (p. 88)

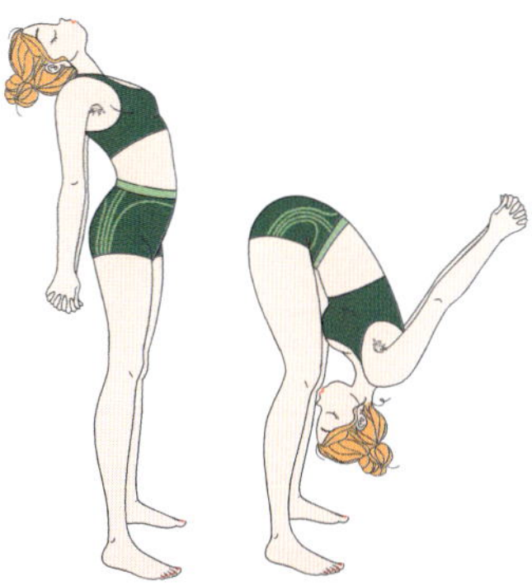

Danseur

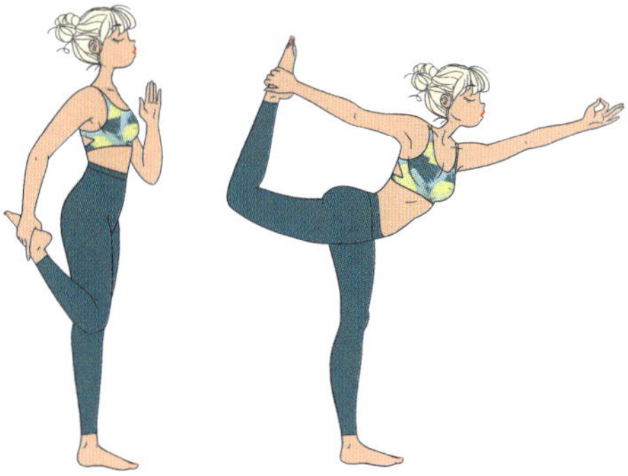

1. Répétez les premières étapes de la Préparation au danseur ci-avant, mais en attrapant cette fois-ci le pied droit avec la main droite. La main gauche est en forme de demi-prière devant le cœur ou appuyée sur votre support.
2. Prenez le temps de presser les deux cuisses l'une vers l'autre. Ancrez le pied gauche dans le sol, le sommet du crâne s'élève vers le ciel.
3. Puis commencez à presser le pied droit dans la main, tout en avançant le buste. Le pied s'éloigne progressivement de la fesse, le genou se soulève. Le bras gauche se tend loin devant.
4. Prenez une dernière inspiration, puis à l'expiration, revenez buste droit et talon vers la fesse, avant de relâcher le pied sur le sol.
5. Répétez de l'autre côté.

Torsion allongée (p. 45)

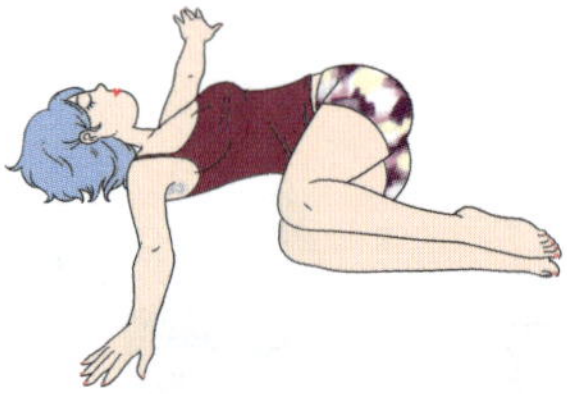

Posture du Bébé heureux (p. 44)

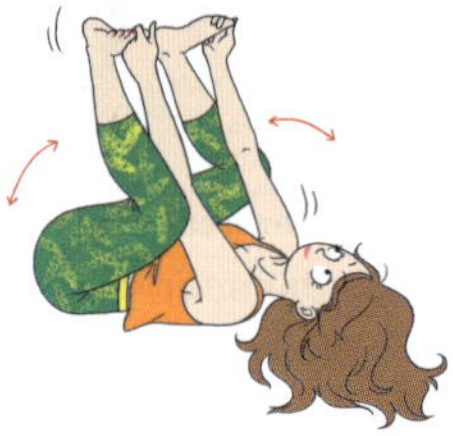

Savasana

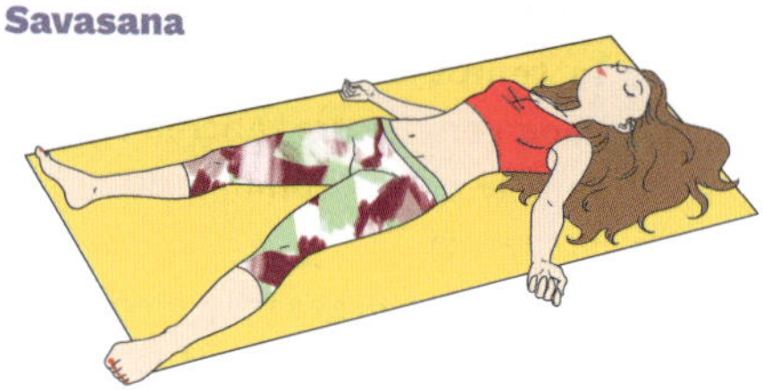

Lunaison en Capricorne : j'avance vers mes objectifs

Bienvenue dans la saison du Capricorne ! C'est le moment d'incarner la Big Boss qui sommeille en vous. Vous allez naturellement prendre vos responsabilités ce mois-ci et oser viser les sommets pour vivre votre vie en grand. Bien sûr, tout ceci est informé et guidé par la sagesse acquise le mois passé avec les énergies du Sagittaire. Quels grands objectifs vous fixez-vous pour les mois et l'année à venir ? Quelle ambition vous anime au plus profond de vous ? Ce mois-ci, alors que vous avez le regard rivé sur vos objectifs, il est aussi important de reconnaître tout le chemin parcouru et de saluer vos nombreux accomplissements et succès.

Durée totale : 10 min de respiration et méditation + 30 min de pratique
Quand ? Idéalement 1 par semaine, en début de journée pour infuser votre journée de force et de concentration
Comment ? En pratiquant cette séance telle quelle, en n'utilisant que la méditation ou en ajoutant d'autres postures au fil de vos humeurs
Suggestion : En option, un mur + des blocs ou une chaise

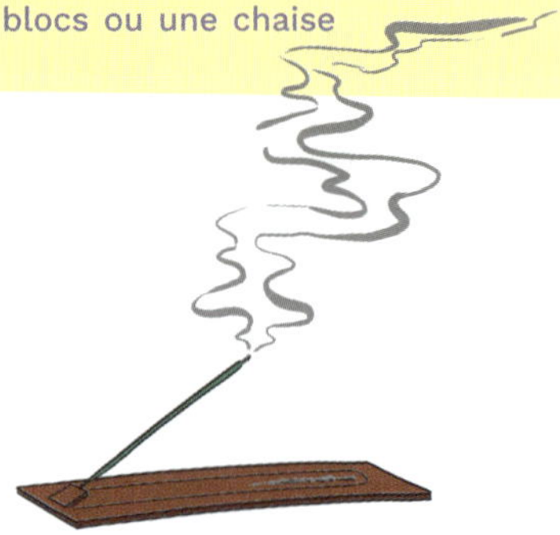

Méditation et respiration pour se connecter à l'énergie du Capricorne

Commencez dans une position assise confortable, en tailleur, les fesses surélevées sur un coussin pour que vos genoux soient plus bas que votre bassin.

Une respiration pour dissiper toutes les distractions – Bhramari

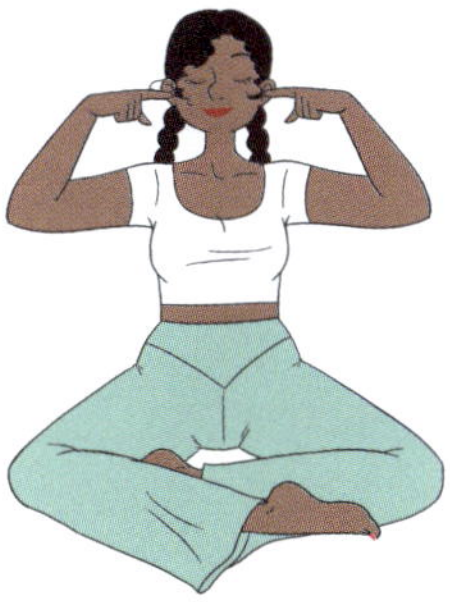

1. Placez vos index sur le pavillon de vos oreilles pour les boucher délicatement et ainsi créer une caisse de résonance. Vos coudes sont levés.
2. Gardez bien la bouche fermée. Les muscles du visage sont relâchés, il y a de l'espace entre dents du haut et dents du bas.
3. Inspirez profondément, puis expirez en émettant un bourdonnement semblable à celui d'une abeille. Essayez de maintenir un bourdonnement continu et le plus régulier possible jusqu'à ce que vous n'ayez plus d'air.
4. Répétez 5 fois puis relâchez les mains et respirez naturellement en observant les effets.

Cultiver patience et discipline – Shuni Mudra

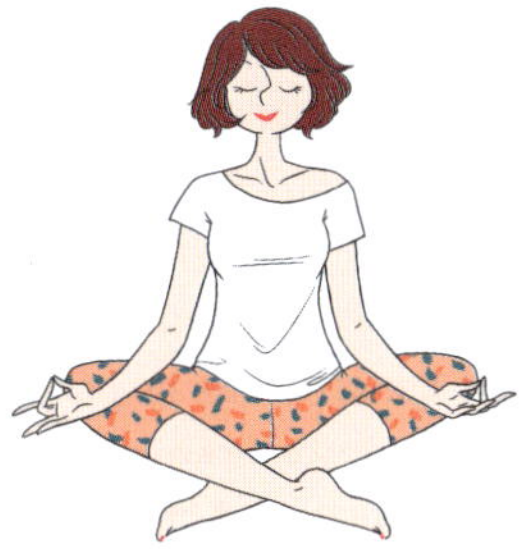

1. Laissez les mains reposer sur les cuisses, paumes vers le ciel.
2. Mettez le bout des pouces en contact avec le bout des majeurs, en Shuni Mudra.
3. Relâchez bien les épaules, détendez le visage et maintenez la colonne vertébrale droite.
4. Fermez les yeux si c'est confortable et laissez votre attention voyager jusqu'à la base de la colonne vertébrale.
5. À la prochaine inspiration, suivez votre colonne vertébrale jusqu'au centre de la tête et à l'expiration laissez votre attention redescendre jusqu'à la base de la colonne vertébrale. Continuez à monter et descendre au rythme de votre respiration, comme un ascenseur.
6. À mesure que vous promenez votre respiration, sentez comme votre axe central est solide et vous soutient.
7. Relâchez la respiration.
8. Prenez conscience de votre propre capacité à naviguer dans les aléas de votre vie. Rappelez-vous les situations où vous avez fait preuve de patience et de discernement.
9. Inspirez et absorbez cette patience et ce discernement. Imaginez qu'ils viennent solidifier tous les os de votre corps.

10. Expirez, relâchez le découragement et l'envie de baisser les bras.
11. Prenez quelques respirations en absorbant la patience et en libérant le découragement.
12. Maintenant, inspirez en absorbant la force et la discipline de continuer à avancer coûte que coûte vers vos objectifs.
13. Expirez la sensation de ne pas être capable ou pas assez forte. Prenez quelques respirations en visualisant cette force qui solidifie la structure osseuse de votre corps.
14. Soyez à l'écoute de vos ressentis. Puis quand vous vous sentez prête à revenir, écrivez vos idées dans un journal.

Une séquence pour se sentir solide et capable

Trouvez votre position à quatre pattes sur votre tapis.

Posture de l'Enfant (p. 43)

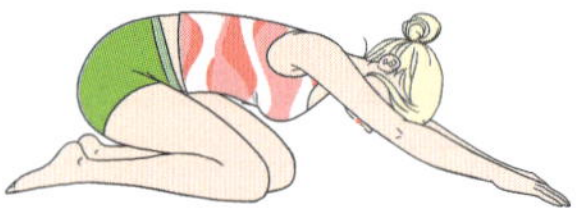

Chat – Vache (p. 83)

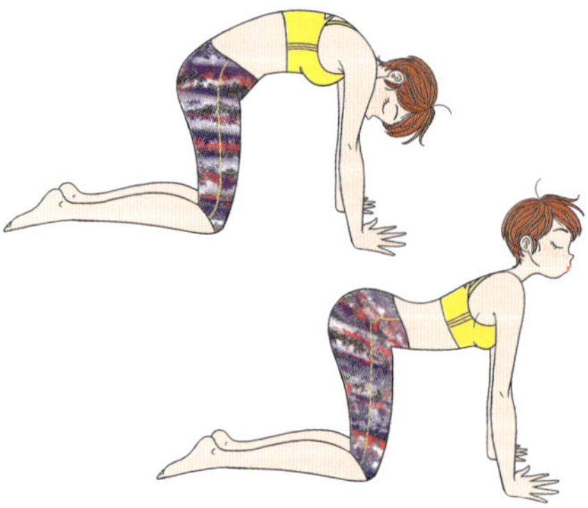

Faites 5 séries de Chat – Vache pour éveiller votre colonne vertébrale en douceur.

Salutations au Soleil (p. 33)

Venez à l'avant du tapis pour 3 séries de Salutation au Soleil, en étant lente et intentionnelle dans vos mouvements.

Chaise

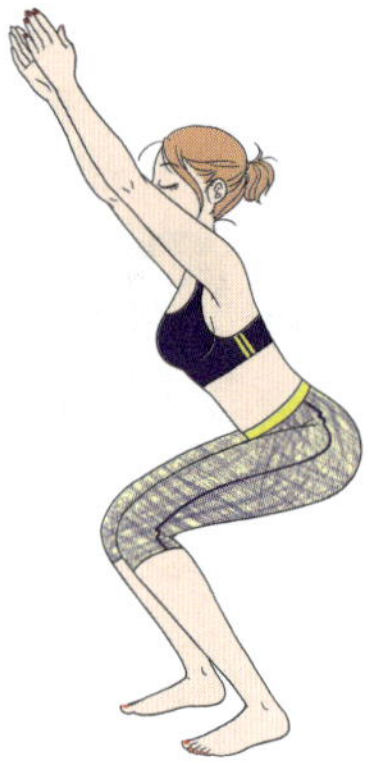

1. Pour cultiver discipline et endurance, pratiquez la chaise pendant 1 minute (puis 1 min 30 quand vous aurez développé l'endurance).
2. Vous pouvez la pratiquer comme indiqué p. 36 ou en appuyant le dos, la tête et le haut des fesses sur le mur, cuisses parallèles au sol.

Pince debout

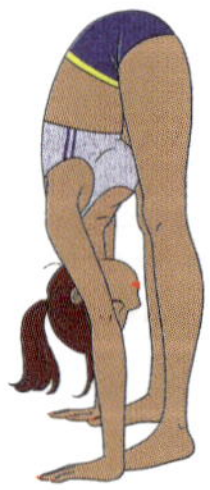

Récupérez en pince debout pendant environ une minute.

Posture du Guerrier 2

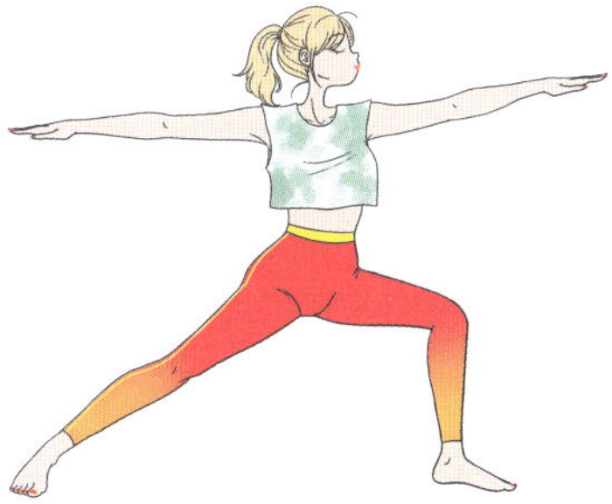

1. Debout en posture de la Montagne, faites un grand pas en arrière avec le pied droit et déposez le talon droit sur le sol, pied droit parallèle au petit côté de votre tapis. Le pied gauche pointe vers l'avant de votre tapis.
2. Fléchissez la jambe gauche et ajustez la distance entre vos pieds pour que le genou gauche soit directement au-dessus de la cheville et la cuisse gauche parallèle au sol. Le genou gauche se fléchit en direction du 2e orteil.
3. Levez les bras à l'horizontale, parallèles au sol. Orientez les paumes de mains vers le sol, épaules relâchées. Tournez la tête vers la gauche et regardez au-delà de vos doigts.
4. Maintenez la posture pendant 5 respirations.
5. Tendez la jambe gauche sur une inspiration. Inversez la position des pieds et répétez de l'autre côté pendant la même durée.

Posture du Triangle

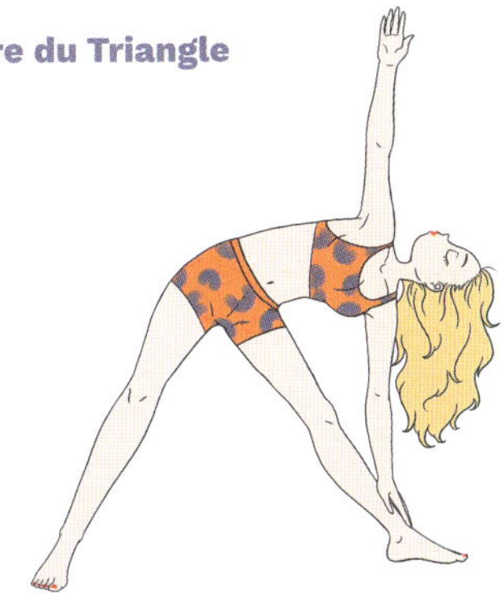

1. Inversez à nouveau la position des pieds vers l'avant du tapis, jambe gauche tendue. Tendez les bras parallèles au sol, paumes vers le bas.
2. Inspirez, étirez le bassin et le torse vers la gauche comme si vous vouliez toucher quelque chose loin devant vous. Expirez, laissez la paume de la main gauche trouver appui sur le tibia, le long de la cheville ou sur un bloc à l'extérieur du pied gauche. La cuisse gauche est engagée, le tibia presse vers le haut pour déverrouiller le genou.
3. Étirez le bras droit à la verticale, en ligne avec les épaules et gardez la tête en position neutre ou tournez-la vers le ciel. Si la nuque est sensible, regardez vers le sol.
4. Étirez la colonne vertébrale et les bras comme une grande croix. Maintenez pour 5 respirations.
5. Pour remonter, fléchissez la jambe gauche et revenez en Guerrier 2. Puis tendez la jambe gauche sur une inspiration. Inversez la position des pieds et répétez de l'autre côté pour la même durée.

Posture de la Déesse

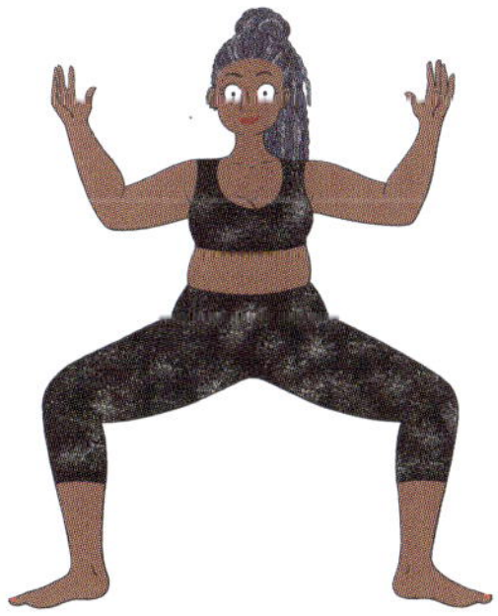

Prenez la posture de la Déesse pour 5 respirations, en vous concentrant sur la solidité de vos jambes.

Variation du Héros allongé

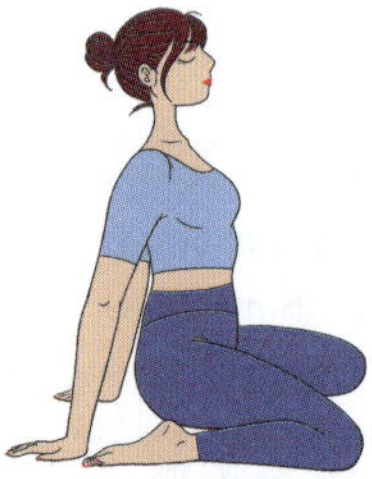

Retrouvez votre chemin vers le sol, genoux au sol et assise sur vos talons. Restez en Héros allongé pendant 5 à 10 respirations (p. 81).

Papillon vers l'avant (p. 44)

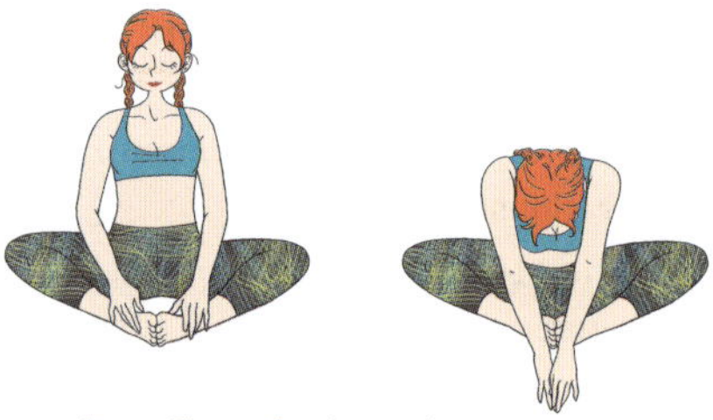

Torsion allongée (p. 45)

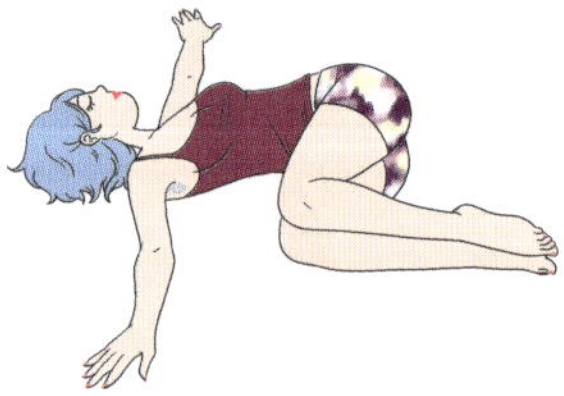

Savasana

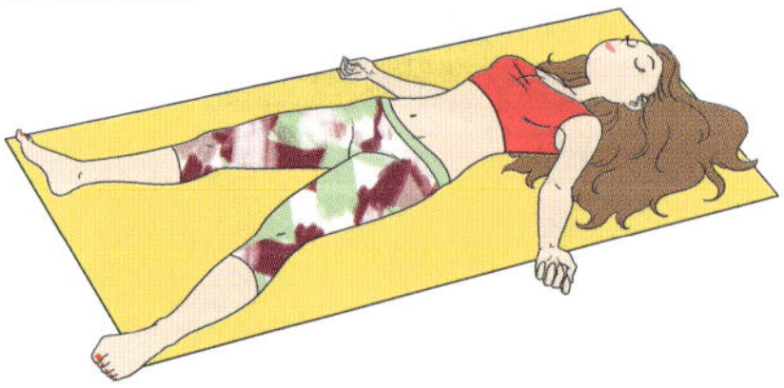

Lunaison en Verseau : j'invente mon futur

La lunaison en Verseau réveille en nous la visionnaire. Nous sommes capables de voir plus loin : plus loin vers notre avenir, mais aussi plus loin que nos considérations personnelles. En effet, en prenant de la hauteur, le Verseau nous invite à considérer le bien de toute notre communauté, voire de toute l'humanité. Il nous reconnecte à nos grands idéaux : dans quel monde souhaitons-nous vivre ? Et comment pouvons-nous contribuer à le créer ? Le Verseau nous aide à percer les voiles de l'illusion ou des doutes pour voir les situations sous un autre jour. Cela passe par nous connecter à notre œil intérieur, notre intuition. Enfin, c'est un mois pour innover et sortir du cadre ! Maintenant que vous percevez la vie sous un nouvel œil, il est temps de faire fi des traditions et d'exprimer cette nouvelle vision. Il est temps d'oser exprimer votre génie !

Durée totale : 10 min de respiration et méditation+ 30 min de pratique
Quand ? Idéalement 1 par semaine, en début ou fin de journée quand vous sentez le besoin d'appeler plus de clarté
Comment ? En pratiquant cette séance telle quelle, en n'utilisant que la méditation ou en ajoutant d'autres postures au fil de vos humeurs
Suggestion : Un mur avec un coussin ou des couvertures. Option : un bloc

Méditation et respiration pour se connecter à l'énergie du Verseau

Commencez dans une position assise confortable, en tailleur, les fesses surélevées sur un coussin pour que vos genoux soient plus bas que votre bassin.

Une respiration pour activer votre vision intérieure – Nadi Sodhana

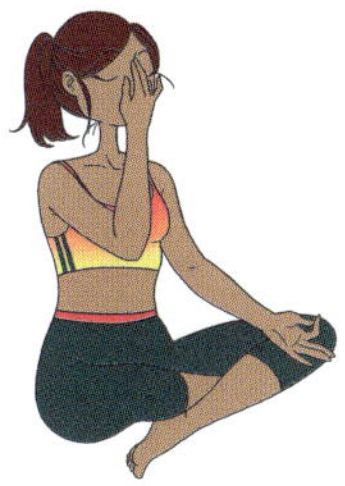

1. Soulevez la main droite, amenez l'index et le majeur ensemble. Déposez le bout des doigts entre les sourcils. Le pouce droit se positionne contre la narine droite. L'annulaire est contre la narine gauche. Les annulaires serviront dans un instant à fermer les deux narines de manière alternée. Vous presserez vos doigts en douceur pour fermer les narines à 90 %, laissant toujours un mince filet d'air.
2. Commencez en inspirant profondément par les deux narines, fermez la droite avec le pouce et expirez par la gauche. Inspirez par la gauche. Bouchez la narine gauche puis expirez par la droite. Inspirez avec la narine droite, puis bouchez la narine droite et expirez par la gauche.
3. Quand vous inspirez, visualisez l'air qui remonte le long de la narine jusqu'à l'espace entre vos sourcils, comme si vous remontiez les pans d'une montagne jusqu'au sommet. À l'expiration, redescendez en suivant le chemin vers la sortie de la narine opposée. Et continuez ainsi, en activant de plus en plus d'espace entre vos sourcils.
4. Répétez ce cycle 10 fois. Puis après une expiration par la narine gauche, relâchez la main sur la cuisse.
5. Respirez naturellement en gardant votre attention entre les sourcils et en observant vos sensations.

Trishula Mudra pour clarifier votre vision

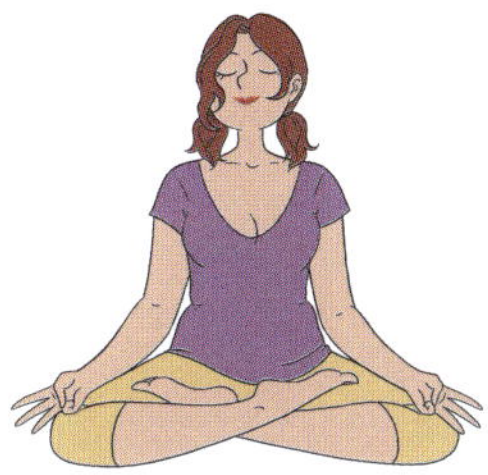

1. Recourbez les annulaires et maintenez-les à l'aide de vos pouces.
2. Tendez les trois autres doigts en les écartant légèrement.
3. Déposez le dos des mains sur les cuisses ou soulevez les mains à hauteur d'épaules, paumes vers l'avant.
4. Relâchez bien les épaules, détendez le visage et maintenez la colonne vertébrale droite.
5. Pendant 1 ou 2 minutes, imaginez que vous reprenez votre respiration alternée, en retraçant le chemin de votre respiration le long d'une narine, activant l'espace entre les sourcils puis descendant le long de la narine opposée, etc.
6. Prenez conscience que vous êtes en train de polir et purifier votre vision intérieure, pour voir au travers de tous les doutes et autres voiles qui vous empêchent de voir clairement les situations.
7. Puis maintenez votre attention sur l'espace entre les sourcils. Laissez venir à votre esprit une question ou une situation qui vous préoccupe.

8. Maintenant que votre vision est claire et perçante, autorisez-vous à considérer cette question ou situation sous un jour nouveau. Prenez plusieurs minutes pour laisser émerger cette clarté.
9. Puis quand vous vous sentez prête à revenir, relâchez les mains et écrivez vos idées dans un journal.

Une séquence pour cultiver la clarté en toute situation

Posture de l'Enfant

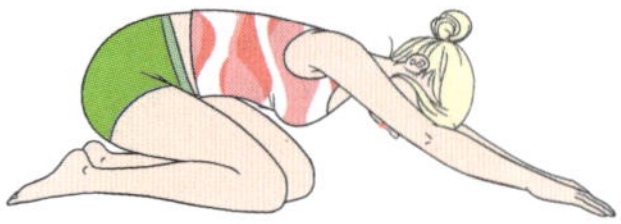

1. Commencez en posture de l'Enfant sur votre tapis en créant un point d'appui sous votre front. Pour ce faire, vous pouvez déposer le front sur le sol ou sur un bloc. Ou encore joignez vos mains en forme de prière, pressez les pouces entre les sourcils et déposez le tranchant des mains sur le sol.
2. Restez ici 1 ou 2 minutes, laissant votre respiration ralentir et ressentant la pression s'accentuer sur votre front, activant votre vision intérieure.

Chat – Vache

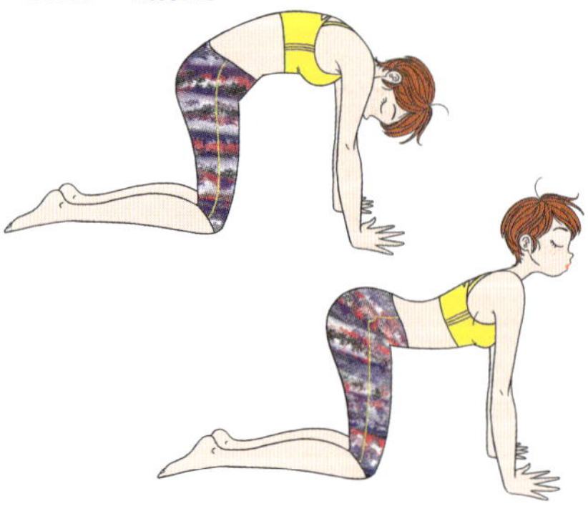

Faites 5 séries de Chat – Vache pour éveiller votre colonne vertébrale en douceur (p. 83).

Salutation de la guerrière

Commencez vos Salutations les mains en forme de prière. Faites 1 ou 2 répétitions.

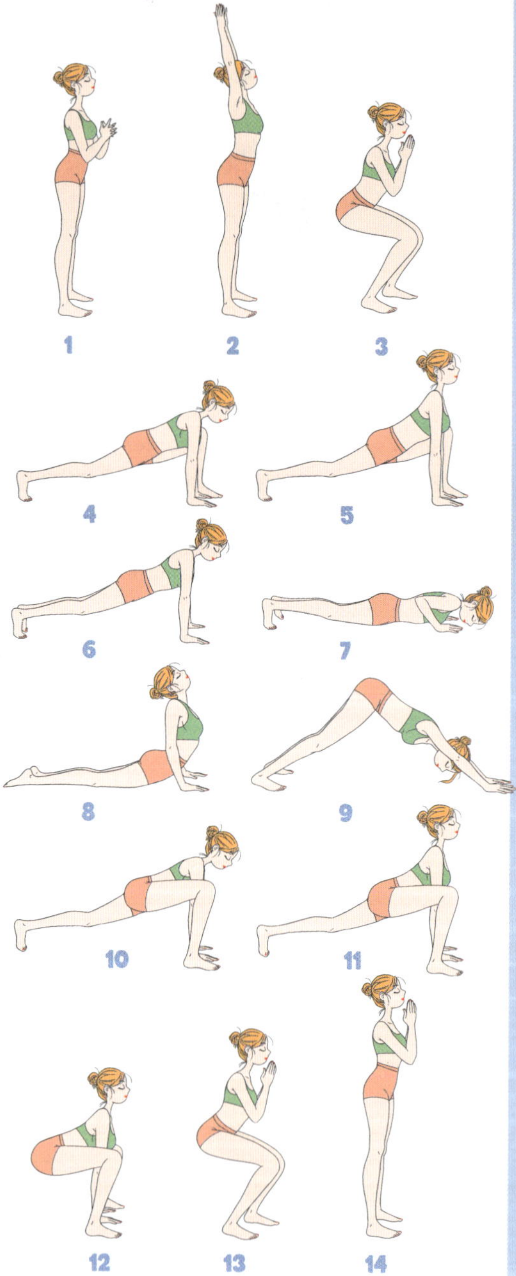

Posture de l'aigle

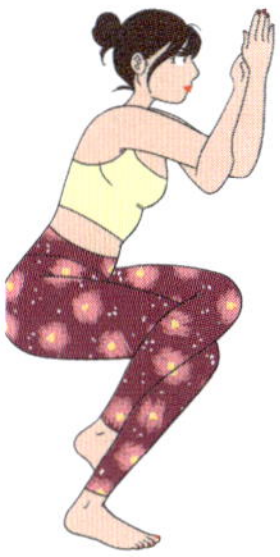

Commencez debout à l'avant du tapis.

1. Levez les bras devant vous et croisez le bras droit au-dessus du bras gauche. Pliez les bras et déposez chaque main derrière l'épaule opposée. Laissez le dos s'arrondir et essayez de rapprocher le plus possible les doigts des deux mains dans le dos.

> **Option 1 :** continuez la série avec les bras dans cette position.

> **Option 2 :** gardez les bras croisés et simplement soulevez les mains, doigts vers le ciel, pouces vers vous. Gardez le dos des mains ensemble ou enroulez un peu plus en glissant les doigts de la main gauche dans la paume de la main droite. Inspirez, soulevez les coudes. Expirez, éloignez les mains du visage.

2. Croisez la jambe gauche au-dessus de la jambe droite. Les deux jambes sont fléchies. Le pied gauche peut venir se crocheter derrière le mollet droit.
3. Bien ancrée dans le pied droit, fléchissez les jambes un peu plus et poussez les fesses vers l'arrière. Inspirez, soulevez les coudes. Expirez, éloignez les mains du visage. Fixez un point devant vous et restez pour 3 respirations.
4. Puis décroisez les bras et les jambes. Les pieds reviennent à la largeur du bassin. Reprenez la série en croisant cette fois le bras gauche au-dessus du bras droit, puis en croisant la jambe droite au-dessus de la gauche.

Pince debout en ouverture du cœur (p. 88)

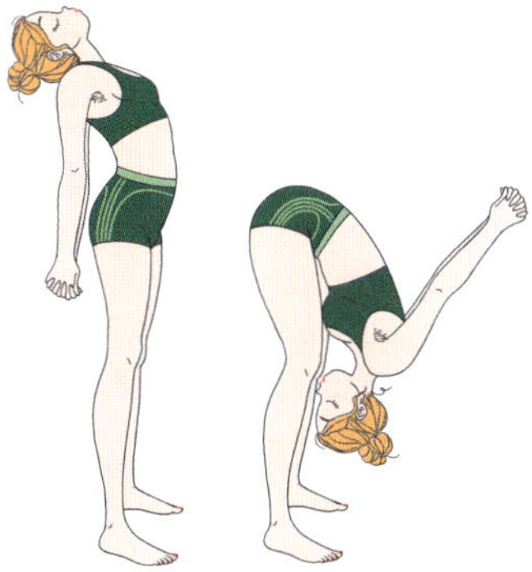

Posture du Cœur aimant (p. 43)

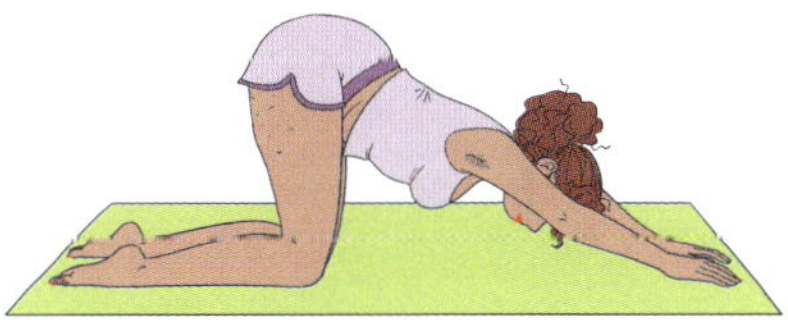

Torsion allongée (p. 45)

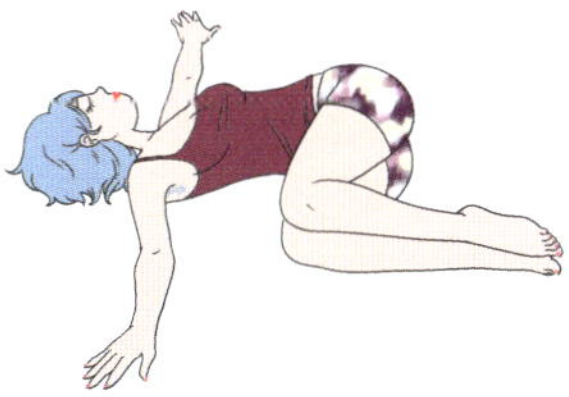

Jambes contre le mur

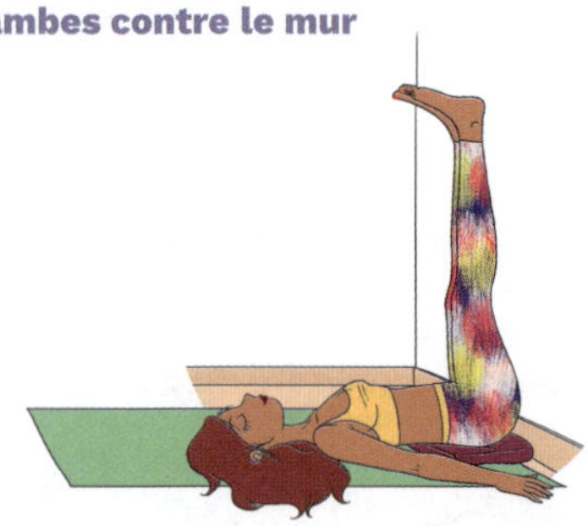

1. Placez votre coussin ou vos couvertures pliées contre le mur.
2. Asseyez-vous à l'extrémité gauche de votre coussin. Mettez-vous en boule sur le côté, épaule gauche sur le sol, fesses toujours en contact avec le mur. Puis roulez sur le dos, les jambes s'allongent le long du mur.
3. Laissez vos bras se reposer sur vos côtés, paumes dirigées vers le ciel.
4. Restez ici plusieurs minutes, comme votre posture de repos final, ou enchaînez avec Savasana juste après.

Lunaison en Poissons : je suis mes rêves

Nous voilà dans la saison des Poissons, à la fin de notre voyage de 12 mois au rythme de la Lune. Les Poissons nous plongent dans les mondes invisibles, à commencer par l'obscurité de notre propre subconscient. On peut explorer nos peurs et nos schémas de fuite : commencer à les identifier et apprendre à les connaître. Souvenez-vous que juste après les Poissons viendra le Bélier, qui nous aidera à dépasser tous nos freins. Les Poissons nous aident à les apprivoiser, les identifier, les comprendre pour mieux les guérir.
Les Poissons nous connectent aussi aux mondes subtils de nos rêves, de notre imaginaire. Prête à éveiller la mystique en vous ? C'est le mois parfait pour recontacter ce qui vous fait vibrer et rêver au plus profond de vous, être un peu moins rationnelle ! Autorisez-vous à ouvrir votre cœur, écoutez votre intuition et rêvez votre vie en grand !

Durée totale : 10 min de respiration et méditation + 30 min de pratique
Quand ? Idéalement 1 par semaine, en fin de journée
Comment ? En pratiquant cette séance telle quelle, en n'utilisant que la méditation ou en ajoutant d'autres postures au fil de vos humeurs
Suggestion : 2 blocs et plusieurs coussins

Méditation et respiration pour se connecter à l'énergie des Poissons

Commencez dans une position assise confortable, en tailleur, les fesses surélevées sur un coussin pour que vos genoux soient plus bas que votre bassin.

Une respiration pour lâcher prise et se connecter à son cœur

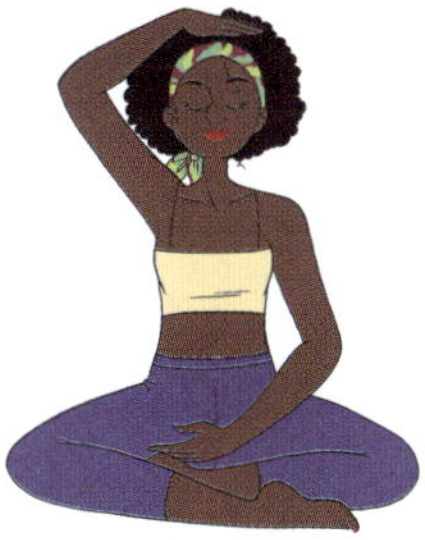

1. Fermez les yeux si c'est agréable. Commencez par ramener votre attention sur le sommet du crâne. Vous pouvez y déposer un main quelques instants pour vous aider à cultiver cette présence.
2. Commencez à inspirer en imaginant que vous respirez par le sommet du crâne l'air au-dessus de votre tête et laissez-le descendre jusqu'à la poitrine. Puis expirez, en repoussant l'air devant et tout autour de la poitrine.
3. Visualisez que vous aspirez l'inspiration et tout ce dont vous avez besoin depuis cet espace au-dessus de vous. Expirez en repoussant toutes les peurs et les doutes qui alourdissent votre cœur. Répétez pendant 1 ou 2 minutes.
4. Puis en gardant ce même mouvement de respiration, inspirez en pensant « JE » et expirez en pensant « SUIS ». Ce mantra vous aide à être juste là, dans l'instant présent. Vous lâchez prise, en vous autorisant à être.
5. Restez ici encore quelques minutes.

Ananta Mudra – s'ouvrir et s'abandonner à ses rêves

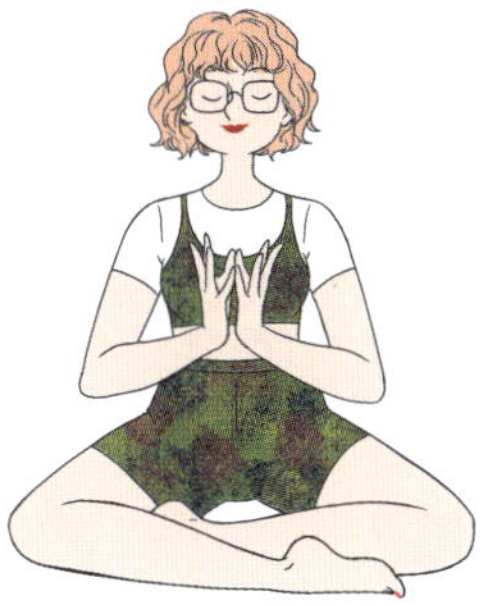

1. Mettez les mains en forme de prière devant votre cœur.
2. Gardez les poignets connectés et ouvrez les doigts et les mains comme la fleur d'un lotus vers le haut.
3. Relâchez bien les épaules, détendez le visage et maintenez la colonne vertébrale droite.
4. Autorisez-vous à ouvrir votre esprit et votre cœur complètement, à l'image de la position de vos mains. Il n'y a rien à faire, nulle part où aller, juste être là.
5. Autorisez-vous à recevoir les messages de votre imaginaire, de votre monde des rêves, de votre subconscient. Vos mains se transforment en antennes capables de capter les messages des mondes invisibles pour guider votre chemin. Laissez ces messages être reçus et accueillis jusque dans votre cœur.
6. Si votre mental est encore très actif et si les pensées et les doutes se bousculent, simplement revenez à votre respiration et le mantra « JE SUIS ».
7. Prenez plusieurs minutes pour vous baigner dans les énergies des Poissons. Puis, quand vous vous sentez prête à revenir, relâchez les mains et écrivez vos idées dans un journal.

Une séquence pour cultiver intuition et compassion

Restez assise en tailleur, en changeant simplement le croisement des jambes.

Ouvertures du cœur assise

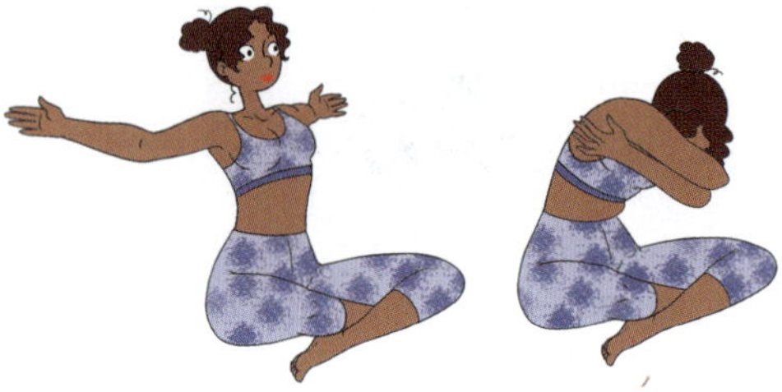

Faites des ouvertures du cœur au rythme de votre respiration.

Salutation à la Lune (p. 56)

Pratiquez 2 séries de Salutations à la Lune en bougeant doucement, presque de manière intuitive.

Flexion avant avec les jambes écartées et appui sous la tête

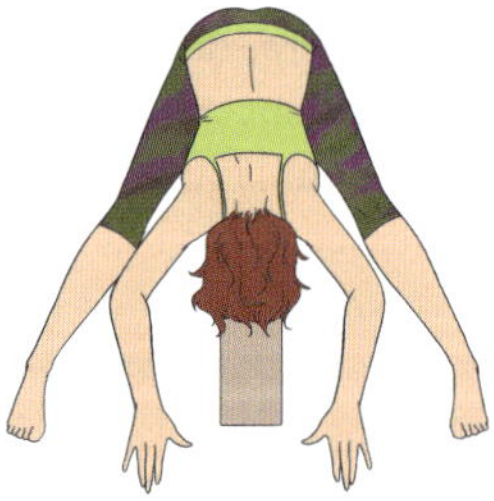

1. Depuis la posture de la Montagne, écartez le pied droit vers l'arrière.
2. Munissez-vous d'un bloc ou l'équivalent et déposez le devant vous. Trouvez votre flexion avant avec les jambes écartées (voir p. 37).
3. Ajustez la position et la hauteur de votre bloc pour que celui-ci repose entre le sommet du crâne et le sol. Vous pouvez aussi ajuster la distance entre vos pieds pour pouvoir créer une pression entre la tête et le bloc et stimuler ainsi le sommet du crâne. Basculez un peu de poids vers l'avant pour alléger l'appui dans vos pieds et accentuer les sensations sur le sommet du crâne.
4. Les mains peuvent rester de part et d'autre de la tête ou vous pouvez allonger les bras entre les jambes, paumes de mains vers le sol.
5. Restez ici une à deux minutes. Prenez votre temps pour remonter (voir instruction p. 81).

Assise sur les talons, mains en prière dans le dos

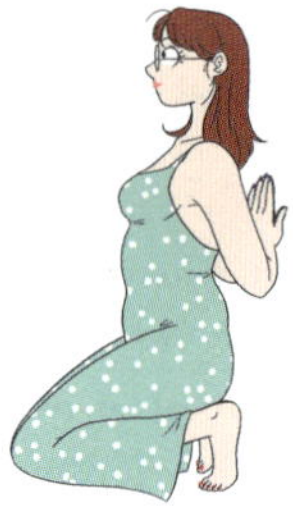

1. Retrouvez votre chemin vers le sol. Asseyez-vous sur les talons, cuisses et genoux ensemble.
2. Retournez les orteils sur le sol et écartez-les le plus possible à l'aide de vos mains, pour créer cet étirement de la plante des pieds et des orteils.
3. Asseyez-vous sur les talons et ajustez le poids et l'intensité de l'étirement en adaptant la position des mains. Les mains peuvent être sur le sol devant vous, sur vos genoux ou vos cuisses ou encore déposées sur le centre de la poitrine. Prenez 10 profondes respirations en comptant dans votre tête.

4. Si vous êtes prête à sortir, déposez les mains devant vous et pointez les pieds derrière. Faites une pause.
5. Assise sur les talons (orteils à nouveau ou pointés), ramenez les mains dans le dos :
   - Option 1 : mettez vos mains en poings et pressez les poings l'un contre l'autre
   - Option 2 : amenez les mains en forme de prière dans le dos, en ramenant les petits doigts ensemble puis en refermant les paumes l'une sur l'autre.
6. Pressez les épaules l'une vers l'autre dans le dos, les mains l'une contre l'autre. Remontez le pubis vers le nombril, rentrez les côtes flottantes et allongez la colonne jusqu'au sommet du crâne.
7. Prenez encore trois respirations, puis relâchez les mains sur le sol devant vous et prenez quelques mouvements depuis le quatre-pattes.

Posture du Cœur aimant (p. 43)

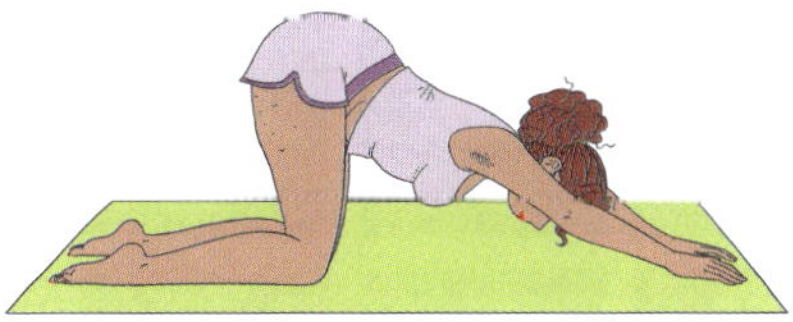

Posture du Lièvre

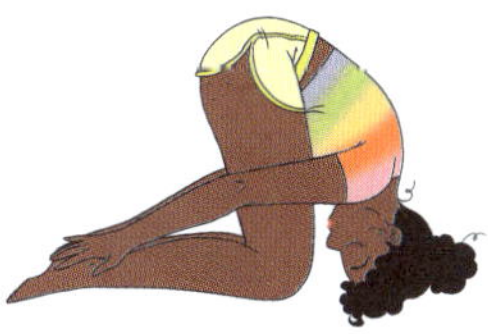

1. Resserrez les genoux et les gros orteils ensemble.
2. Déposez le front au sol juste devant vos genoux. Les bras s'étirent de chaque côté du corps. Option : attraper ses talons avec les mains.
3. Soulevez doucement vos hanches au-dessus de vos genoux et laissez la pression se transférer depuis votre front vers le sommet du crâne. Veillez à garder de la longueur dans la nuque.
4. Prenez quelques respirations jusqu'à 1 minute, puis reprenez la posture de l'Enfant.
5. Roulez le front à droite, à gauche, pour détendre la nuque.

Papillon allongé avec ouverture du cœur

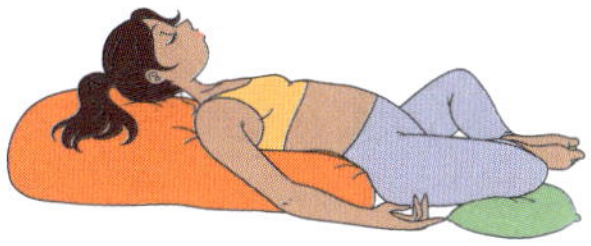

Installez-vous vos supports pour vous détendre 3 à 5 minutes (voir p. 71)

Savasana surélevé

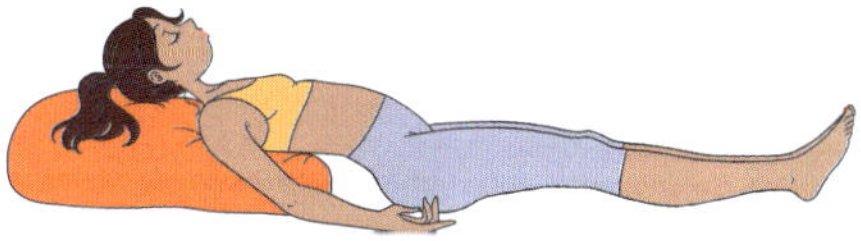

Allongez les jambes pour votre posture de repos final.

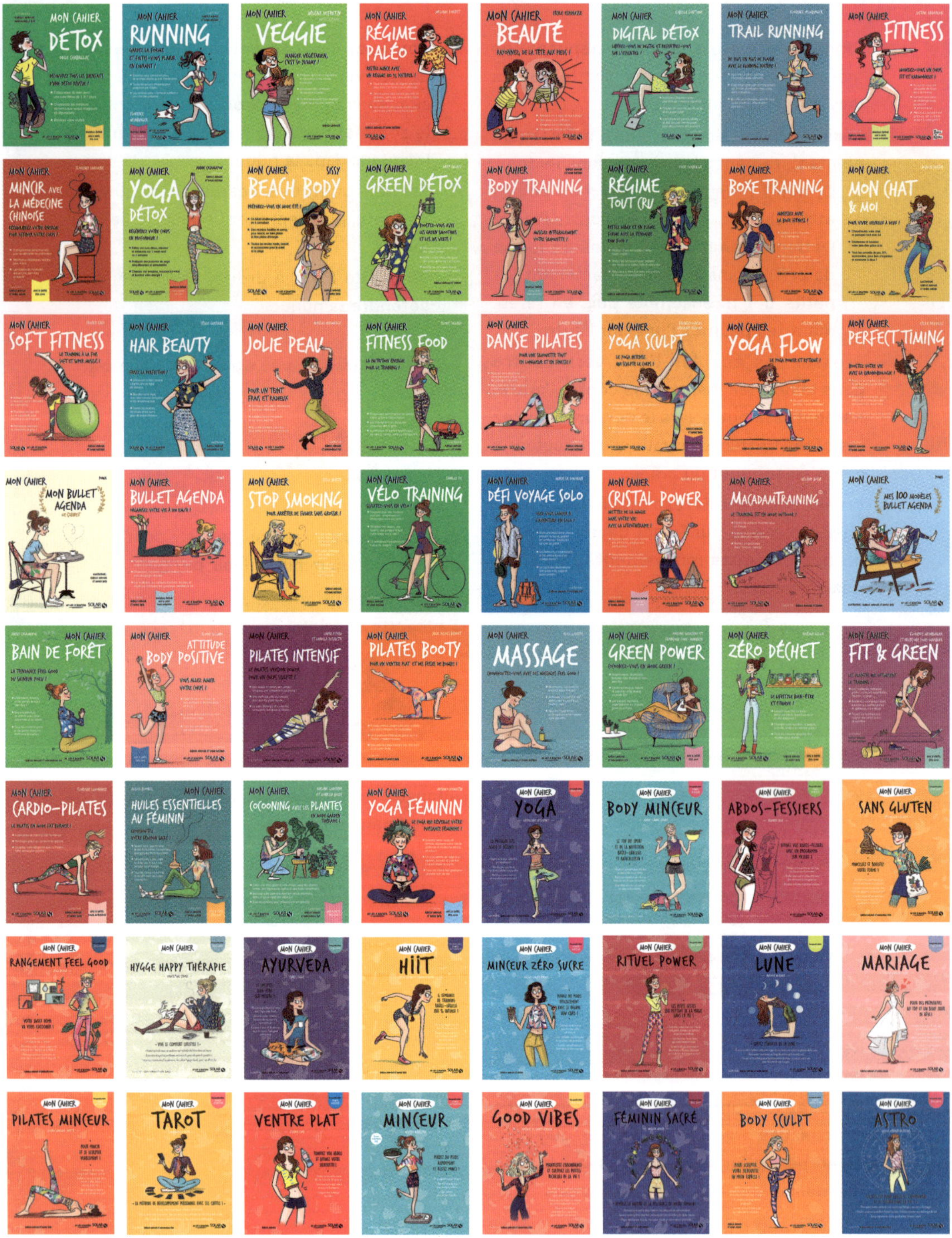
Mon Cahier Détox
Mon Cahier Running
Mon Cahier Veggie
Mon Cahier Régime Paléo
Mon Cahier Beauté
Mon Cahier Digital Détox
Mon Cahier Trail Running
Mon Cahier Fitness
Mon Cahier Mincir avec la médecine chinoise
Mon Cahier Yoga Détox
Mon Cahier Beach Body
Mon Cahier Green Détox
Mon Cahier Body Training
Mon Cahier Régime Tout Cru
Mon Cahier Boxe Training
Mon Cahier Mon Chat & Moi
Mon Cahier Soft Fitness
Mon Cahier Hair Beauty
Mon Cahier Jolie Peau
Mon Cahier Fitness Food
Mon Cahier Danse Pilates
Mon Cahier Yoga Sculpt
Mon Cahier Yoga Flow
Mon Cahier Perfect Timing
Mon Cahier Mon Bullet Agenda
Mon Cahier Bullet Agenda
Mon Cahier Stop Smoking
Mon Cahier Vélo Training
Mon Cahier Défi Voyage Solo
Mon Cahier Cristal Power
Mon Cahier MacadamTraining
Mon Cahier Mes 100 modèles Bullet Agenda
Mon Cahier Bain de Forêt
Mon Cahier Attitude Body Positive
Mon Cahier Pilates Intensif
Mon Cahier Pilates Booty
Mon Cahier Massage
Mon Cahier Green Power
Mon Cahier Zéro Déchet
Mon Cahier Fit & Green
Mon Cahier Cardio-Pilates
Mon Cahier Huiles essentielles au féminin
Mon Cahier Cocooning avec les plantes
Mon Cahier Yoga Féminin
Mon Cahier Yoga
Mon Cahier Body Minceur
Mon Cahier Abdos-Fessiers
Mon Cahier Sans Gluten
Mon Cahier Rangement Feel Good
Mon Cahier Hygge Happy Thérapie
Mon Cahier Ayurveda
Mon Cahier HIIT
Mon Cahier Minceur Zéro Sucre
Mon Cahier Rituel Power
Mon Cahier Lune
Mon Cahier Mariage
Mon Cahier Pilates Minceur
Mon Cahier Tarot
Mon Cahier Ventre Plat
Mon Cahier Minceur
Mon Cahier Good Vibes
Mon Cahier Féminin Sacré
Mon Cahier Body Sculpt
Mon Cahier Astro

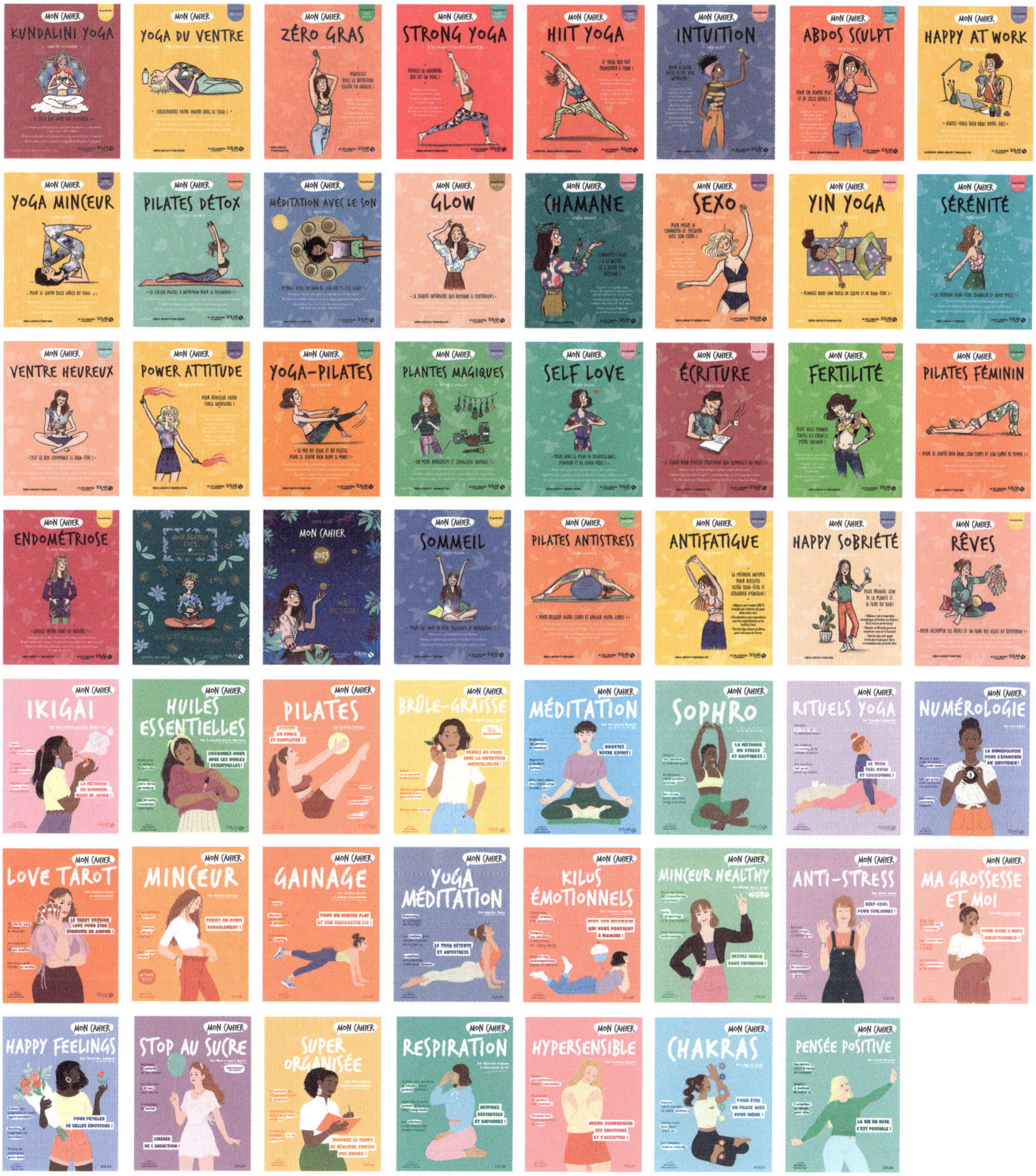
Mon Cahier Kundalini Yoga
Mon Cahier Yoga du ventre
Mon Cahier Zéro gras
Mon Cahier Strong Yoga
Mon Cahier HIIT Yoga
Mon Cahier Intuition
Mon Cahier Abdos sculpt
Mon Cahier Happy at work
Mon Cahier Yoga minceur
Mon Cahier Pilates détox
Mon Cahier Méditation avec le son
Mon Cahier Glow
Mon Cahier Chamane
Mon Cahier Sexo
Mon Cahier Yin Yoga
Mon Cahier Sérénité
Mon Cahier Ventre heureux
Mon Cahier Power attitude
Mon Cahier Yoga-Pilates
Mon Cahier Plantes magiques
Mon Cahier Self love
Mon Cahier Écriture
Mon Cahier Fertilité
Mon Cahier Pilates féminin
Mon Cahier Endométriose
Mon Agenda 2023
Mon Cahier 2023
Mon Cahier Sommeil
Mon Cahier Pilates antistress
Mon Cahier Antifatigue
Mon Cahier Happy sobriété
Mon Cahier Rêves
Mon Cahier Ikigai
Mon Cahier Huiles essentielles
Mon Cahier Pilates
Mon Cahier Brûle-graisse
Mon Cahier Méditation
Mon Cahier Sophro
Mon Cahier Rituels yoga
Mon Cahier Numérologie
Mon Cahier Love tarot
Mon Cahier Minceur
Mon Cahier Gainage
Mon Cahier Yoga méditation
Mon Cahier Kilos émotionnels
Mon Cahier Minceur healthy
Mon Cahier Anti-stress
Mon Cahier Ma grossesse et moi
Mon Cahier Happy feelings
Mon Cahier Stop au sucre
Mon Cahier Super organisée
Mon Cahier Respiration
Mon Cahier Hypersensible
Mon Cahier Chakras
Mon Cahier Pensée positive

Direction : Didier Férat
Direction éditoriale : Lama Younès-Corm
Édition : Emily Bonzom et Gwladys Greusard
Correction : Véronique Badin
Création de la couverture et de la maquette intérieure : a : m studio
Adaptation de la maquette et mise en page de la couverture : Stéphanie Brepson
Rabats : Sophie Delannoy
Mise en pages : Nord Compo
Fabrication : Laurence Duboscq

ISBN : 978-2-263-18178-8
Code éditeur : L18178
Dépôt légal : septembre 2023

Imprimé en France par :
IME by Estimprim
ZI la Craye, 25110 Autechaux

@solar_editions
@SolarEditions

Solar, un département d'Édi 8
92, avenue de France, 75013 Paris